U0653839

狂犬病预防知多少

主审◎姜永根 赵文飚 王　宏

主编◎陈　勇 杨爱平 朱　祺

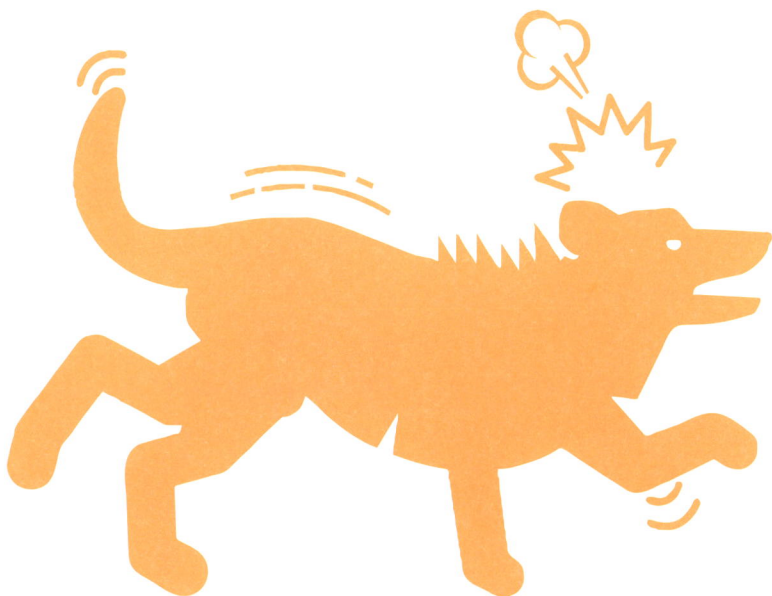

上海交通大学出版社
SHANGHAI JIAO TONG UNIVERSITY PRESS

内容提要

  狂犬病是由狂犬病毒感染引起的人畜共患急性传染病,病死率接近100%。近年来,虽然狂犬病报告病例数显著下降,但全球狂犬病年病死人数仍处于高位,防控形势严峻,给人民群众的生命安全和身体健康带来严重威胁。本书通过科学、系统的狂犬病与狂犬病疫苗知识梳理及案例解析,对狂犬病防治进行了深入阐释,兼顾专业性、实用性与科普性,旨在普及狂犬病及狂犬病疫苗相关知识。本书可为公共卫生从业者、临床医生、兽医及大众提供科学防控参考。

图书在版编目(CIP)数据

  狂犬病预防知多少/陈勇,杨爱平,朱祺主编.
上海:上海交通大学出版社,2025.7. —ISBN 978-7
-313-32932-5

  Ⅰ.R512.990.1

  中国国家版本馆 CIP 数据核字第 2025TV3126 号

狂犬病预防知多少
KUANGQUANBING YUFANG ZHIDUOSHAO

主　　编:陈　勇　杨爱平　朱　祺			
出版发行:上海交通大学出版社	地　　址:上海市番禺路 951 号		
邮政编码:200030	电　　话:021-64071208		
印　　制:上海景条印刷有限公司	经　　销:全国新华书店		
开　　本:880mm×1230mm　1/32	印　　张:5.625		
字　　数:108 千字			
版　　次:2025 年 7 月第 1 版	印　　次:2025 年 7 月第 1 次印刷		
书　　号:ISBN 978-7-313-32932-5			
定　　价:48.00 元			

编委会

高佳峰　上海市松江区九亭医院

何爱莲　上海市松江区九亭医院

康红兰　上海市松江区九亭医院

李中涛　上海市松江区九亭医院

陆严明　上海市松江区九里亭街道社区卫生服务中心

钱　娟　上海市松江区九亭医院

孙中兴　上海市松江区疾病预防控制中心（上海市松江区卫生健康监督所）

唐　芸　上海市松江区九亭医院

严　磊　上海市松江区九亭镇社区卫生服务中心

杨爱平　上海市松江区九亭医院

杨丹平　上海市松江区九亭医院

杨明秀　上海市松江区九亭医院

袁梓萌　上海市松江区九亭医院

张国华　上海市松江区九亭医院

周　锐　上海市松江区九亭医院

朱　祺　上海市松江区疾病预防控制中心（上海市松江区卫生健康监督所）

庄　雅　上海市松江区新桥镇社区卫生服务中心

前　　言

　　狂犬病作为一种古老的疾病,其历史可以追溯到数千年前。从古埃及文献中的模糊记载,到中世纪欧洲瘟疫造成的肆虐恐慌,再到现如今全球范围内公共卫生体系的奋力防控,狂犬病见证了人类医学认知的每一次进步与斗争的艰辛历程。

　　面对狂犬病的威胁,人类并未屈服。狂犬病疫苗的诞生,是人类智慧与勇气的结晶。狂犬病疫苗的接种,可以刺激人体产生免疫力,从而抵抗狂犬病毒的侵袭。一旦人体被狂犬病毒感染,这种免疫力能够迅速发挥作用,阻止病毒在体内的繁殖和传播,从而保护人体免受狂犬病的威胁。从最初的粗糙制品,到如今的精制疫苗,狂犬病疫苗的发展历程充满了科学与人文的交织。它不仅挽救了无数生命,也见证了医学科学的进步和公共卫生体系的完善。

　　近年来,随着科技的日新月异,公共卫生体系的日益完善,全球狂犬病的发病率有所降低,但在一些地区,尤其是发展中国家和农村地区,狂犬病仍然是一个严重的公共卫生问题。每年仍有大量因狂犬病而失去生命的不幸案例发生，这让我们深感痛心与惋惜。

狂犬病是由狂犬病毒所致的人畜共患急性传染病，其病死率之高，令人闻之色变。狂犬病毒主要存在于被感染动物的唾液中，通过咬伤、抓伤或舔舐伤口等接触方式进入人体。一旦病毒进入人体，就会沿着神经纤维迅速传播至中枢神经系统，并在那里大量繁殖，引发一系列令人恐惧的症状。恐水、恐声、恐光……这些特殊症状，其实是病毒破坏神经系统的直接表现。狂犬病的病死率几乎为 100%，一旦发病，便如同判了死刑，无药可救。

随着城市化进程的加速推进，人与动物的接触日益频繁，狂犬病暴露的风险也随之悄然上升。然而，许多人对狂犬病的认知仍然停留在"被狗咬伤后打疫苗"的粗浅层面，对暴露后的规范处置流程、疫苗的作用机制、接种狂犬病疫苗的具体针次等关键知识知之甚少。

为了全面、深入地普及狂犬病及狂犬病疫苗的相关知识，我们联合了疾控工作者、一线临床医生、检验工作者、犬伤门诊护士等多方力量，共同编纂了这本科普书籍，力求将专业知识转化为通俗易懂的语言，让读者在轻松、愉快的阅读氛围中，全面了解狂犬病的防治要点，掌握科学应对狂犬病的方法。

本书共分为三章，每一章都进行了深入浅出的阐述，希望能够提高公众对狂犬病及狂犬病疫苗的认知水平，增强自我保护意识。

第一章：狂犬病基础知识与流行病学。从狂犬病的病原体——狂犬病毒入手，详细介绍了狂犬病毒的病原学和流行病学以及感染后的临床表现，通过这些基础知识的普及，读者将能够建立起对狂犬病的初步认识。

第二章：狂犬病防治与案例分析。针对公众提出的有关狂犬病和狂犬病疫苗等方面的问题，采用"狂犬病防治你问我答"的形式进行一一解答。针对各类问题，以结论前置的方式给出明确答案，并辅以简要的科学原理分析。这样的编排方式既满足了读者的求知欲，又节省了读者的阅读时间。此外，本章还精心挑选了犬伤门诊中的经典案例，以叙事的手法娓娓道来。这些案例既具有警示意义，又包含了暴露后的正确处置流程。希望通过这些生动的故事，让读者在潜移默化中学习到狂犬病防治知识。

第三章：狂犬病疫苗与被动免疫制剂。狂犬病疫苗是预防狂犬病最有效的手段之一，其发展历程、种类和接种方法都是读者关心的问题。本章围绕不同狂犬病疫苗与被动免疫制剂的特点、适用人群以及接种程序等进行了详细的阐述。为了让读者更加深入地了解狂犬病疫苗与被动免疫制剂，本章还深入剖析了其保护机制和免疫效果。通过通俗易懂的语言，详细解释了狂犬病疫苗与被动免疫制剂是如何在人体内产生免疫力，从而有效保护人体免受狂犬病毒感染。同时，本章还特别强调了狂犬病疫苗接种的注意事项，以及不良反应的处理方法。这些内容都是读者在接种狂犬病疫苗前必须了解的重要知识，对于确保接种的安全性和有效性至关重要。

本书旨在让每一位读者成为狂犬病防治的"第一责任人"。无论是宠物主人、基层医护人员,还是普通市民,都能从中找到所需的答案。通过阅读本书,读者将更加深入地了解狂犬病的危害和防治方法,增强自身防范意识和提高自我保护能力。同时,本书能够为医学工作者、科研人员以及广大公众了解狂犬病、研究狂犬病、防治狂犬病提供参考和借鉴。

目　录

第一章　狂犬病基础知识与流行病学 ……………………………001

第一节　狂犬病基础知识 ……………………………………001

第二节　狂犬病流行病学情况 ………………………………009

第二章　狂犬病防治与案例分析 ……………………………014

第一节　狂犬病防治你问我答 ………………………………014

第二节　犬伤门诊经典案例分享 ……………………………080

第三章　狂犬病疫苗与被动免疫制剂 ………………………106

第一节　狂犬病疫苗和被动免疫制剂的
　　　　发展历程 ……………………………………………106

第二节　狂犬病疫苗接种和被动免疫制剂的使用 …………115

第三节　狂犬病疫苗和被动免疫制剂的
　　　　机制与效果 …………………………………………124

第四节　狂犬病疫苗的未来发展 ⋯⋯⋯⋯⋯⋯⋯⋯⋯ 141

参考文献 ⋯⋯⋯⋯⋯⋯⋯⋯⋯⋯ 154

附件 1　狂犬病暴露预防处置工作规范（2023 年版）⋯⋯ 156
附件 2　狂犬病疫苗和被动免疫制剂使用知情同意书 ⋯⋯ 164

第一章
狂犬病基础知识与流行病学

第一节　狂犬病基础知识

狂犬病是由狂犬病毒引起的中枢神经系统性急性传染病，临床上表现为恐水、怕风、咽肌痉挛、恐惧不安等，又称恐水症，属于人畜共患传染病。狂犬病可通过被患狂犬病的动物（狗、猫等家养动物和蝙蝠、狼、狐狸等野生动物）咬伤所致，少数情况是因被抓挠或伤口、黏膜被污染所致。由于该疾病潜伏期长，发病急，导致病死率几乎可以达到100%，即使治愈也会有严重的后遗症。目前对狂犬病没有较好的治疗方法，仍是以预防为主，狂犬病疫苗防控仍然是关键方法。

一、病原学特征

狂犬病毒（rabies virus，RABV）属于单股负链病毒目、弹状病毒科、狂犬病毒属（Lyssavirus，又称丽沙病毒属）。丽沙病毒属既包括流行最广、被研究得最多的、经典的狂犬病毒，又包括除此之外的10多种不同基因型的狂犬病毒（这些病毒通常非常罕见,统称为"狂犬病相关病毒")。

狂犬病毒又称基因 1 型狂犬病毒,在丽沙病毒属内不同基因型的狂犬病毒中有着举足轻重的地位,它是全球范围内导致动物和人类罹患狂犬病这一致命传染病的最主要病原体。世界上绝大多数狂犬病病例都由此类病毒引起,目前市面上所有的人用和兽用疫苗生产用毒株都源于此类病毒。

狂犬病毒是一种单链 RNA 病毒,呈子弹状,长 100～300 nm,直径约 75 nm,病毒基因组长约 12 kb,为不分节段的单股负链 RNA。狂犬病毒由包膜和核衣壳构成。包膜含病毒糖蛋白(G 蛋白),负责与宿主细胞受体结合并诱导中和抗体;核衣壳包裹单股负链 RNA 基因组,由核蛋白(N 蛋白)、磷蛋白(P 蛋白)和 RNA 聚合酶(L 蛋白)组成,参与病毒转录与复制。

狂犬病毒不耐高温,悬液中的狂犬病毒在 56℃ 的环境下持续 30～60 min,或者在 100℃ 的高温中仅需 2 min 便会失去感染能力。脑组织中的狂犬病毒在常温条件下可保持活力 7～10 天,在 4℃ 的低温环境中其传染性可保持 2～3 周。狂犬病毒在 pH 值 7.2～8.0 的环境下较为稳定,在 pH 值 >8 时容易被灭活,狂犬病毒对脂溶剂(肥皂水、氯仿、丙酮等)、乙醇、过氧化氢、高锰酸钾、碘制剂等敏感。1∶500 稀释的季铵类消毒剂、45%～70% 乙醇、1% 肥皂水及 5%～7% 碘溶液均可在 1 min 内将其杀灭。

二、临床表现

狂犬病是由狂犬病毒感染人体引起的一种急性传染病,绝大多数患者在被动物抓伤或咬伤后 3 个月内发病。临床过程包括前驱期、兴奋期、麻痹期。

（1）前驱期。一般持续 2～4 天。患者出现低热、倦怠、头痛、恶心、全身不适等症状，具有特征性的症状是在愈合的伤口及神经支配的区域出现瘙痒、疼痛、麻木等感觉。

（2）兴奋期。一般持续 1～3 天。患者表现为高度兴奋、恐惧不安、恐水、怕风，患者十分口渴却不敢饮水，见到水、听到流水的声音、饮水或仅是提到饮水时，都可引起咽肌严重痉挛。外界多种刺激，如风、声音、光线等也可引起咽肌痉挛，严重发作时可出现全身肌肉阵发性抽搐，此时患者神志多清楚，有时也可出现精神失常、幻听等。

（3）麻痹期。一般持续 6～18 h。患者进入麻痹期后，出现全身弛缓性瘫痪，最后因呼吸、循环衰竭而死亡。

狂犬病病程一般不会超过 6 天，本病发病后病死率几乎为 100%。

三、实验室检查

对发病患者（死亡前）可采集其唾液、脑脊液、血清及颈后部毛囊周围皮肤组织，在患者死亡后可采集其脑组织标本，进行实验室诊断。在临床诊断基础上，若实验室检查结果呈现以下任意一项特征，即可确诊。

（1）狂犬病毒分离（小鼠分离或细胞培养分离）阳性：适用于脑组织及唾液等病毒含量高的样本。

（2）狂犬病毒抗原检测（免疫荧光抗体法、直接快速免疫组化法、酶联免疫法）阳性：适用于脑组织、颈后部皮肤毛囊样本。直接免疫荧光法是狂犬病毒检测的"金标准"，可以快速、敏感、特异地检测病毒抗原。直接快速免疫组化法和酶联免疫法亦可特异地测定狂犬病毒。

（3）狂犬病毒核酸检测阳性：病毒核酸检测可以用于早期诊断，检测结果比较准确。适用于唾液、脑脊液、脑组织、颈后部皮肤毛囊样本等。

（4）未接种过狂犬病疫苗者狂犬病毒中和抗体检测（小鼠脑内中和试验、快速荧光灶抑制试验）阳性：适用于存活一周以上者的血清、脑脊液样本。通过病毒中和实验检测患者血清或者脑脊液中的中和抗体。

世界卫生组织推荐使用抗狂犬病毒中和抗体标准检测方法，包括快速荧光灶抑制试验和小鼠脑内中和试验，目前被世界各国广泛采用。

世界卫生组织推荐"十日观察法"，具体是将可疑动物观察10天，如果动物在10天的观察期内保持健康则间接表明被咬者也是健康的，但无论动物是否患有狂犬病，被咬者都需要在暴露后接种狂犬病疫苗。"十日观察法"在我国存在不少争议，我国是狂犬病高发国家，在宠物与流浪动物管理方面，以及狂犬病疫苗接种率上，与发达国家相比仍存在一定差距，采用这种方法可能会存在一些问题，导致延误疾病的治疗时机，进而为狂犬病毒扩散提供可乘之机，因为其病死率几乎达100%，所以狂犬病疫苗接种是首要工作,不能忽视。

四、鉴别诊断

狂犬病需要与类狂犬病性癔症、破伤风、其他病毒性脑炎/脑膜炎、脊髓灰质炎、吉兰-巴雷综合征等鉴别。

1. 类狂犬病性癔症

由狂犬病事件作用于癔症个体引起的一种少见的精神障碍,其发病与精神因素及患者的性格特征有关。患者可有一些符合狂犬病特点的"症状"或自我感受,如攻击行为、咬人、吼叫等,但无典型的恐水、恐风、流涎、发热、瘫痪等症状。常因精神因素或暗示而诱发,呈反复阵发性发作,用精神类药物及安慰治疗后病情缓解,发作过后症状完全消失,经查体神经系统无阳性体征,特异性的实验室检查也无异常发现。

2. 破伤风

破伤风是由破伤风梭状芽孢杆菌通过伤口侵入人体,产生神经毒素所引起的中毒性疾病。临床特征为全身骨骼肌痉挛性强直,表现为张口困难、吞咽困难、牙关紧闭、苦笑面容,骨骼肌肌张力持续性增高、腹肌紧张,阵发性肌肉痉挛引起角弓反张和呼吸困难,严重时可因发生呼吸骤停而死亡。发病过程中患者神志清楚,无恐水等表现。破伤风可依据典型的临床表现和外伤暴露史做出诊断。破伤风的治疗原则包括灭活循环毒素、消除伤口中的破伤风梭状芽孢杆菌、控制肌肉痉挛、治疗自主神经功能障碍、管理气道、给予一般支持性措施、防治并发症以及进行免疫预防。

3. 病毒性脑炎

病毒性脑炎是由病毒感染引起的脑实质炎症,常见病原体为乙型脑炎病毒、单纯疱疹病毒、水痘-带状疱疹病毒、麻疹病毒和肠道病毒等。病毒性脑炎的主要临床表现为高热、头痛、精神障碍和神经症状等,以及以行为改变(方向障碍、幻觉、精神错乱、性格改变、兴奋)、局灶性神经系统异常(如命名性失语症、言语障碍、偏瘫)、癫痫为特点的中枢功能障碍。除狂犬病脑炎外,其他任何一种病毒引起的脑部感染都不会引起恐水表现。体格检查可出现意识障碍、脑膜刺激征、运动功能障碍等阳性体征。以运动功能障碍为主要表现的病毒性脑炎易与麻痹型狂犬病混淆。病毒性脑炎磁共振成像表现为病变的脑部位呈现高信号,磁共振弥散加权成像可能有助于发现脑部病变的早期改变。此外,脑脊液相应病毒核酸检测、病毒培养或特异性抗体检测均呈阳性,恢复期血清特异性抗体滴度较急性期有 4 倍及以上升高时有诊断价值。病毒性脑炎的治疗原则主要是对症治疗、支持治疗以及预防并发症。颅内压升高时可使用甘露醇等药物进行脱水治疗,呼吸系统、循环系统受累时可根据病情给予呼吸支持、循环支持。

4. 病毒性脑膜炎

由各种病毒感染引起的软脑膜(软膜和蛛网膜)弥漫性炎症,常见的病原体有乙型脑炎病毒、肠道病毒、麻疹病毒、腮腺炎病毒、单纯疱疹病毒等。该病通常急性起病,主要表现为发热、头痛、呕吐、颈项强直等。病毒性脑膜炎与狂犬病前驱期不易鉴别，但病毒性脑膜炎无恐水、恐风、喉咙紧缩等症状；病毒性脑膜炎为自限性疾病，病程通常为 2～3 周，预后较好。病毒性脑膜炎患者的脑脊液检查，表现为脑脊液压力升高、白细胞计数升高，早期以中性粒细胞升高为主；后期以淋巴细胞升高为主，糖及氯化物含量正常。脑脊液相应病毒核酸检测、病毒培养或特异性抗体检测均呈阳性，恢复期血清特异性抗体滴度较急性期有 4 倍及以上升高时有诊断价值。病毒性脑膜炎的治疗原则主要是对症治疗、支持治疗以及预防并发症。颅内压升高时可使用甘露醇等药物进行脱水治疗；呼吸系统、循环系统受累时可根据病情给予呼吸支持、循环支持。

5. 脊髓灰质炎

脊髓灰质炎是由脊髓灰质炎病毒侵犯中枢神经系统的运动神经元引起的急性传染病，主要以脊髓前角运动神经元损害为主。患者多为 1～6 岁儿童，主要症状是发热，可出现双峰热型，全身不适，严重时肢体疼痛；热退后（少数患者为发热时）出现肢体或躯干非对称弛缓性瘫痪，表现为分布不规则和轻重不等的弛缓性瘫痪，故又称为小儿麻痹症。脑脊液检查呈细胞-蛋白分离现象，其分类以多形核粒细胞为主，而狂犬病后期患者脑脊液以淋巴细胞升高为主。脊髓灰质炎发病后，从粪便、咽部、脑脊液、脑或脊髓组织中可分离到病毒，并鉴定为脊髓灰质炎病毒即可确诊。目前无针对脊髓灰质炎病毒的特效药，以对症支持治疗、促进神经肌肉功能恢复为主。

6. 吉兰-巴雷综合征

吉兰-巴雷综合征是常见的周围神经的脱髓鞘疾病，又称急性炎性脱髓鞘性多发性神经根神经炎。出现前驱感染症状后表现为进行性上升性对称性麻痹、四肢软瘫以及不同程度的感觉障碍。患者多数可完全恢复，少数病情严重者可出现致死性呼吸肌麻痹和双侧面瘫。麻痹型狂犬病的急性轴索神经病变与轴索型吉兰-巴雷综合征在病理上极为相似，故两者在临床表现上也不易区分。吉兰-巴雷综合征患者很少出现持续性发热、意识模糊、尿失禁等括约肌受累症状。吉兰-巴雷综合征患者脑脊液检查表现为典型的蛋白-细胞分离现象。该病的治疗以支持治疗为主，在此基础上再进行病因治疗、免疫治疗等。

五、狂犬病暴露分级及处理

狂犬病暴露后预防处置是目前预防狂犬病发生最有效的手段之一，世界卫生组织明确指出，及时、科学和彻底的暴露后预防处置能够有效避免狂犬病的发生。目前我国狂犬病暴露分级如表 1-1 所示。

表 1-1　狂犬病暴露分级及处置方法

暴露类型	接触方式	处置方法
Ⅰ级	接触或饲养动物，或无破损的皮肤被舔	不需要进行处置

暴露类型	接触方式	处置方法
Ⅱ级	裸露的皮肤被轻咬,或者无出血的轻微抓伤、擦伤	应该立刻处理伤口并注射狂犬病疫苗,处理伤口时应彻底清洗并消毒,对伤口的处理应越早越好
Ⅲ级	单处或者多处贯穿性皮肤咬伤或抓伤,或者破损皮肤被舔,或者开放性伤口、黏膜被污染	应该立即处理伤口并快速注射狂犬病被动免疫制剂,之后按规定接种狂犬病疫苗

第二节　狂犬病流行病学情况

一、全球狂犬病流行概况

狂犬病是病死率最高的动物源性传染病,也是致死人数最多的动物源性传染病之一。狂犬病的病死率几乎是100%,全球每年因狂犬病死亡人数约5.9万人,狂犬病造成的经济损失估计为每年86亿美元。目前,除了许多太平洋岛国因地理原因没有病例报告外,也只有澳大利亚消除了肉食动物狂犬病,西欧地区、加拿大、马来西亚、日本和少数拉丁美洲国家消除了狂犬病。

总体而言,亚洲国家的狂犬病人数居世界首位,估计年死亡病例达3万例,实际死亡人数可能更多。东亚和东南亚地区狂犬病的发病率可达到 42％，而非洲为 9％，拉丁美洲为 7％，东欧地区为 3％。中国、印度、泰国、印度尼西亚和尼泊尔是全球狂犬病发病率排名靠前的国家，我国狂犬病的发病率仅次于印度。

世界各国在狂犬病防治方面做出了很多努力，包括对狂犬病毒进行及时检测，对犬类动物的分类和管理，以及预防狂犬病毒输入。像日本、新加坡、冰岛、新西兰、英国、瑞典和挪威是世界卫生组织承认的全球狂犬病非疫区国家。那这些国家都采取了什么样的措施呢？效果如何呢？

以日本为例，1950 年日本政府就出台了《狂犬病预防法》规定，人们有义务登记家养狗，也有义务对家养狗实施预防接种。该规定要求家养宠物猫、狗必须每年接种一次狂犬病疫苗。自该规定实施以后，从第二年开始狂犬病发病人数急剧减少。其实，日本为预防狂犬病所采取的主要措施也是国际上的主要做法，先给宠物打疫苗，以预防为主，逐步消灭狂犬病。

在美国，一些州的政府规定，在养狗前，必须给狗植入芯片，作为身份标识。如果狗丢失或被遗弃，很快就可以找到狗的主人。因此，美国街头的流浪狗很少，若发现流浪狗，也会将其送到收容所。此外，美国还有给流浪狗和一些野生动物打狂犬病疫苗的行动。在美国，因为猫、狗大多接种了狂犬病疫苗，所以狂犬病患者大部分是被野生动物咬伤而感染的（其中以蝙蝠咬伤使人感染上狂犬病的病例最多），极少是因为猫、狗咬伤而感染狂犬病。

与之形成对比的是印度，印度的流浪狗数量众多，大多缺乏有效的管理和控制，流浪狗四处游荡、繁殖，形成了庞大的群体。与之紧密相关的是印度的狂犬病死亡人数居高不下，每年都有大量民众因被流浪狗咬伤未能及时得到有效治疗而失去生命。印度每年报告 1.8 万至 2 万起狂犬病病例，其中死亡人数约占全世界狂犬病死亡总人数的 36%。这一数据反映了印度狂犬病防控形势异常严峻。

实践表明，通过对犬类实施大规模疫苗接种计划以构建免疫屏障，进一步提供规范化、易获取的暴露后预防处置方法，同时加强多部门协作的监测体系并提升公众对狂犬病传播途径、早期症状及应急处置措施的认知水平，这一系列科学化、系统化的联合干预措施，有助于降低人狂犬病的发生风险。

二、国内狂犬病流行病学概况

一项《2007—2023 年中国狂犬病流行病学特征分析》的研究表明，我国狂犬病发病率总体呈下降趋势，全年都有发病，其中发病率最高的月份为 8~10 月。农民占全部病例的 72.18%，其次为学生（10.84%）、散居儿童（5.98%）、家务及待业者（3.55%）。男女患病比例为 2.36∶1。年龄分布中以 15~64 岁组的发病率较高，占总病例数的 63.16%。

在 2014 年之前，我国每年狂犬病发病数达 1 000 例以上，近年来我国加强了对狂犬病的防治管理，取得了较好的效果。2014 年我国狂犬病发病数为 924 例，2021 年发病数降至 157

例,2022 年发病数为 133 例,2022 年比 2021 年减少 24 例,同比减少了 15.3％,约是 2014 年发病数的 1/7。

我国的狂犬病感染率一直处于较高水平,在狂犬病防治过程中主要遇到以下问题:①政府规范化管理难度较大,狂犬病防控工作在城市基本可以规范实施到位,但在农村实施就较为困难,管理人员不足、工作量大,防疫工作难以推进。②在农村,犬的数量不断增加;在城市,因生活观念变化,宠物猫和犬的数量也急速增加。③宠物主人对狂犬病的防控意识薄弱,被抓伤或咬伤后未能规范接种狂犬病疫苗;对宠物看管不到位,导致宠物咬伤人的事件时常发生。

狂犬病毒的感染源很多,主要是犬类,其次是牛、绵羊、骆驼、狐狸、貉、猪、驴等哺乳动物。因此,犬类管理是我国卫生防疫狂犬病毒的关键,加强宣传教育工作,落实流浪猫和狗的处置细则,提高犬类的疫苗接种率等,都是未来防疫工作的重点,同时也不能忽视除犬类以外其他动物带来的威胁。

世界卫生组织把每年的 9 月 28 日定为"世界狂犬病日",希望集合众多的合作者和志愿者,群策群力,遏制狂犬病对人类的危害,计划在 2030 年前消灭狂犬病毒从犬到人的传播。世界卫生组织、世界动物卫生组织等国际机构和多个国家政府、学术机构、非政府组织等多方共同努力,在预防、监测、诊断、治疗等方面加强合作,在上述目标前提下,我国政府相关部门出台了一系列有关狂犬病的政策,这些年也取得了不错的效果,但离目标仍然存在较大差距,还有很多工作需要去完成,任务依然艰巨。

表 1-2 所示为我国出台的一系列有关犬类和狂犬病管理的政策与法规。

表 1-2　国内犬类和狂犬病管理相关政策与法规

政策与法规	具 体 规 定
《家犬管理条例》	各级人民政府定期组织兽医站、卫生防疫站及有关部门，实施对犬免疫注射。凡工厂、仓库及农村社员、外侨等私人养犬者，都必须接受对犬免疫注射。
《中华人民共和国民法典》	饲养的动物造成他人损害的，动物饲养人或者管理人应当承担侵权责任；但是，能够证明损害是因被侵权人故意或者重大过失造成的，可以不承担或者减轻责任。
《中华人民共和国治安管理处罚法》	饲养动物，干扰他人正常生活的，处警告；警告后不改正的，或者放任动物恐吓他人的，处二百元以上五百元以下罚款。
《中华人民共和国侵权责任法》	禁止饲养的烈性犬等危险动物造成他人损害的，动物饲养人或者管理人应当承担侵权责任。
《国家中长期动物疫病防治规划（2012—2020 年）》	对狂犬病，完善犬只登记管理，实施全面免疫，扑杀病犬。
《国家动物狂犬病防治计划（2017—2020 年）》	全面建立动物狂犬病免疫点，服务范围实现全覆盖，注册犬或可管理的犬免疫密度达 90%以上，免疫犬建档率达到 100%。
《中华人民共和国动物防疫法》	单位和个人饲养犬只，应当按照规定定期免疫接种狂犬病疫苗，凭动物诊疗机构出具的免疫证明向所在地养犬登记机关申请登记。

第二章
狂犬病防治与案例分析

第一节　狂犬病防治你问我答

1　什么是狂犬病?

答：狂犬病是由狂犬病毒所致的人畜共患急性传染病,病死率几乎可以达到100%。狂犬病患者的典型临床表现:初期,对声、光、风等刺激敏感,喉部有发紧感;兴奋期,表现为极度的恐惧、恐水、怕风以及发作性咽肌痉挛、呼吸困难等;后期,痉挛发作停止,出现各种瘫痪,可迅速因呼吸和循环衰竭而死亡。人狂犬病主要通过患病动物咬伤、抓伤或由黏膜感染引起,在特定的条件下还可通过呼吸道气溶胶传染。具有传染性的动物唾液内含狂犬病毒。传染动物主要是犬(超过90%),其次是猫。

2　什么是狂犬病疫苗?

答：狂犬病疫苗是人被动物咬伤后接种用来预防狂犬病毒感染的疫苗。人用狂犬病疫苗既往种类较多,现在国内外多使用细胞培养疫苗。我国现在使用的有精制 Vero 细胞狂犬病疫苗和精制地鼠肾细胞狂犬病疫苗,浓缩地鼠肾细胞狂犬病疫苗已被禁用。

3　接种狂犬病疫苗会影响其他疫苗的使用吗?

答：不影响。《狂犬病暴露预防处置工作规范(2023 年版)》第十六条规定:"正在进行国家免疫规划疫苗接种的儿童可按照正常免疫程序接种狂犬病疫苗。接种狂犬病疫苗期间也可按照正常免疫程序接种其他疫苗,但优先接种狂犬病疫苗。"因此,接种狂犬病疫苗不会影响使用其他疫苗,但要优先接种狂犬病疫苗。

4　接种狂犬病疫苗是否有时间限制?

答：原则上是越早接种狂犬病疫苗越好。被狂犬病高风险动物抓伤或者咬伤后,狂犬病的预防就是"与死神抢时间"。狂犬病的潜伏期为1~3个月,1周以内或1年以上极少。虽然有个别病例的潜伏期并不能确定,即使晚几天处理也可能有效,但狂犬病的病死率几乎达100%,完全不该去冒这个风险。因此,狂犬病暴露后处置的时间应越早越好,如果不能第一时间接种狂犬病疫苗,也要在时间和条件允许的情况下尽早接种。

5 推迟接种狂犬病疫苗,会有什么影响吗?

答:万一被狂犬病高风险动物咬伤,应该尽量按照接种程序的时间接种,特别是前三针狂犬病疫苗接种尤为重要,尽量不要推迟。推迟接种疫苗,就意味着推迟了产生足够保护力的时间。

6 如果中间有一针狂犬病疫苗未按时接种,后面的针次该怎么打?

答:接种狂犬病疫苗应该依照规定的时间完成全部免疫流程,这点至关重要。严格按照既定程序及时接种疫苗,对于促使机体产生抗狂犬病的免疫力起着决定性作用。若在接种过程中,因故某一针次出现延迟一天或数天的情况,也无须太担心,后续剂次的接种时间应按照原免疫程序所设定的间隔时间依次顺延。

7 接种狂犬病疫苗后,再次暴露需要接种吗?

答:视情况而定。但首先务必要及时、彻底地处理伤口。已经全程接种过狂犬病疫苗者,如果在接种后3个月内再次暴露,一般不需要再次接种狂犬病疫苗;若全程接种完狂犬病疫苗3个月及以上者再次暴露,应于暴露当天、暴露后第3天各加强接种1剂次狂犬病疫苗。无论是首次暴露还是再次暴露,任何一次受伤都要及时、彻底地处置伤口。当伤口较为严重(Ⅲ级暴露,或严重免疫功能低下者达到Ⅱ级暴露)时,除了要接种狂犬病疫苗外,还要注射狂犬病被动免疫制剂。被狂犬病高风险动物严重咬伤、抓伤时,还要考虑感染破伤风的风险。

8 不同厂家的狂犬病疫苗能混用吗?

答:尽量使用同一厂家的狂犬病疫苗。在疫苗接种过程中,如果出现狂犬病疫苗的厂家、剂型、批号、生产的细胞基质、疫苗株不同，只要是合格的疫苗，只要按照流程接种完疫苗，均可以起到有效的免疫保护，也就是可以使用不同品牌的合格狂犬病疫苗并按程序完成全程接种，但是不得携带狂犬病疫苗至异地接种。

9 孕妇或哺乳期妇女可以接种狂犬病疫苗吗?

答：可以。狂犬病疫苗是灭活病毒，不能通过胎盘屏障，对孕妇和胎儿不会产生不利影响。如果孕妇、哺乳期妇女不慎被狗、猫等动物咬伤、抓伤，应尽早到正规医院规范、正确、全程接种狂犬病疫苗。

10 被狂犬病高风险动物抓咬了但是皮肤没有被咬破，需要接种狂犬病疫苗吗?

答：确定没被咬破，不需要接种狂犬病疫苗，咬破了就需要接种。被狂犬病高风险动物如狗、猫、狼等咬或抓后，只要皮肤没有破损，狂犬病毒就很难通过完好无损的皮肤侵入机体，但如果在皮肤上留有牙印痕迹，就不能麻痹大意。有时虽然看不到皮肤有损伤，但皮肤上留有牙印就意味着有肉眼难以觉察的皮肤损伤,狂犬病毒就有可能顺着牙印侵入人体。遇到此情况,可以用乙醇擦拭可疑伤口,如感觉疼痛就说明皮肤存在破损,建议去医院让医生判断。如果有咬破或抓破的,应该立即对被抓、咬部位进行消毒处理。方法:用肥皂水彻底清洗有牙印的部位,注意要在流动的清水下冲洗 15 min 以上,并涂上碘伏,再全程接种狂犬病疫苗。

11 被狗舔了带有伤口的皮肤,这种情况需要接种狂犬病疫苗吗?

答:需要。狂犬病毒绝大多数会潜伏在被感染动物的大脑组织和脊髓中,其次是唾液和唾液腺中。如果狗携带狂犬病毒,伤口被狗舔后,很容易使人感染狂犬病毒。病毒侵入人体后,会沿着外周神经到中枢神经,伤口越接近中枢神经,潜伏期就越短。因此,一旦伤口与可疑动物有过接触,一定要尽早接种狂犬病疫苗。

12 接种狂犬病疫苗到底要打几针?

答:目前狂犬病疫苗接种程序有"5 针法"和"4 针法"两类。

5 针法,即在暴露当天、暴露后第 3、7、14 和 28 天各接种 1 剂,共接种 5 剂。4 针法,即"2-1-1"程序,即暴露当天接种 2 剂(左右上臂三角肌各接种 1 剂),暴露后第 7 天和第 21 天各接种 1 剂,共接种 4 剂。

13　被人咬伤或抓伤需要接种狂犬病疫苗吗?

答:一般不需要。只有被处于发病状态的狂犬病患者咬伤,才需要接种狂犬病疫苗。如果确定咬人者不是狂犬病患者,就不需要注射狂犬病疫苗。但有个题外提醒,被人咬伤后要特别注意伤口清理,避免引起其他感染。

14　在动物园喂动物时被牛、马、羊、骆驼等抓伤或咬伤,需要接种狂犬病疫苗吗?

答:针对上述问题所描述的情况,若引起皮肤破损就需要接种狂犬病疫苗。虽然猪、马、牛、羊、骆驼等动物为非狂犬病储存宿主,但这些动物接触到狂犬病毒后,依然有可能被感染并发病,在一定条件下可将狂犬病毒传播给人。

15 被哪些动物抓伤或咬伤不需要接种狂犬病疫苗?

答:禽类、鱼类、昆虫、蜥蜴、龟和蛇等非哺乳类动物不会感染和传播狂犬病毒,被这些动物抓伤或咬伤后不需要接种狂犬病疫苗。但被这类动物咬伤仍有感染其他疾病的风险,需要及时就诊。

16 被哪些动物抓伤或咬伤需要接种狂犬病疫苗?

答:蝙蝠、犬、猫、狐、狼、豺、鼬獾、貉、臭鼬、浣熊等食肉目动物和翼手目动物都是狂犬病毒的储存宿主,均可因感染狂犬病毒而成为传染源。因此,被以上动物抓伤或咬伤后,均要按照狂犬病暴露进行处置。据报道,在我国各地因动物致伤而就诊的患者中,有 80%～90% 的病例是由狗导致的,7%～15% 的病例是猫造成的,鼠类导致的病例约占 4%,其余则是由猪、蝙蝠等其他动物引发的。需要特别留意的是,蝙蝠是狂犬病毒的储存宿主。鉴于蝙蝠造成的暴露往往是极难被察觉到的细微的咬伤或皮肤损伤,因此,与蝙蝠相关的暴露,建议按照狂犬病Ⅲ级暴露的标准处置流程进行处理。

17 5针狂犬病疫苗是否任何时间接种都可以?

答:不是,免疫程序是指在 0(注射当天,下同)、3、7、14 和 28 天各注射狂犬病疫苗 1 剂次。被狂犬病高风险动物(如猫、狗)咬伤或抓伤后,让机体快速产生抗体、消灭病毒非常重要。因此,应尽可能按程序规范接种每一针狂犬病疫苗,尽量不要改时间。按时完成疫苗全程接种,否则易导致免疫失败。第一针接种时机应在伤后 24 h 内,最好不超过 48 h,及时消毒伤口。若不得不推迟接种疫苗,则后续针次接种的时间应顺延,否则也易导致免疫失败。

18 被猫、狗咬伤超过 24 h 以后,接种狂犬病疫苗还有效吗?

答:有效。发病前接种狂犬病疫苗都是有效的,但越早接种狂犬病疫苗,免疫效果越好。从感染狂犬病毒到发病通常为 1～3 个月,1 周以内或 1 年以上发病极少,所以超过 24 h 接种也是有效的。

19　听说打狂犬病疫苗对身体损害很大,是真的吗?

答：当然不是真的。接种狂犬病疫苗一般不会对身体产生其他损害。少数人可能出现轻微的不良反应(局部反应有接种部位出现疼痛、红斑、水肿、瘙痒、硬结等；全身反应有轻微发热、寒战、晕厥、乏力、头痛、眩晕、关节痛、肌肉痛、胃肠道功能紊乱等),一般无须特殊处理。极个别人的不良反应可能较重(如出现荨麻疹、血管神经性水肿、过敏性休克等过敏反应),应及时就诊。狂犬病的病死率几乎达到100%,在发现受种者对狂犬病疫苗有严重不良反应时,应由专业医师重新评估暴露风险并在患者知情同意后,更换不同种类的狂犬病疫苗,按替换疫苗的免疫程序继续完成剩余剂次的接种。

20　只有被咬出血,才会感染狂犬病吗?

答：不是,未被咬出血也有感染狂犬病的风险。感染狂犬病并非只有"被咬伤"这一种途径,当感染狂犬病的动物进入狂犬病晚期时,病毒进入动物的唾液腺,此时其唾液中就会存在大量的狂犬病毒,如果人身上有伤口,或者黏膜接触了它的唾液或排泄物等,就有被感染的风险,需要及时进行暴露后预防。

21 被已接种狂犬病疫苗的狗咬伤后,是否就不需要再接种狂犬病疫苗?

答:关于人被已接种狂犬病疫苗的狗咬伤后是否需要接种狂犬病疫苗的问题,主要取决于咬人的狗是否带有狂犬病毒。换句话说,如果咬人的狗注射疫苗后免疫成功,产生了抗狂犬病毒的抗体,那么这只狗就不会感染狂犬病毒,人被它咬后无须接种疫苗。不过,即使狗已经按规定接种了疫苗,然而无法确切地知晓其是否已经成功产生了足够的抗体来抵御狂犬病毒。在这种不确定的情况下,如果被咬伤,考虑到狂犬病发病后的病死率几乎达100%,生命安全容不得一丝侥幸和冒险,为了最大限度保障个人的生命健康,通常强烈建议被狗咬伤后应及时到相关医疗机构接种狂犬病疫苗。

22 被狗咬伤后,除了打狂犬病疫苗外,还需要打其他疫苗吗?

答:被狗、猫等动物咬伤,如果伤口比较大,或者伤口离头部比较近,这时若只接种狂犬病疫苗,可能还会有感染狂犬病的风险,所以还需要接种狂犬病被动免疫制剂。除此之外,还需要考虑破伤风,以及其他感染性疾病。动物致伤属于破伤风高风险暴露场景,破伤风的致病因子(破伤风梭状芽孢杆菌)在大自然中广泛存在,很难被杀灭,因此需要关注和重视破伤风的感染风险,做到规范预防。

23 被狗咬伤后,为什么需要接种狂犬病被动免疫制剂,其作用是什么?

答:当人体被动物抓伤或咬伤后,医生会根据伤口暴露等级进行相应处理。狂犬病被动免疫制剂主要用于在伤口局部进行浸润注射,其核心目的在于中和经过清洗、消毒处理后,仍残留在伤口部位的狂犬病毒。具体来说,狂犬病被动免疫制剂适用于首次暴露的Ⅲ级暴露伤口(单处或多处穿透性的皮肤抓伤或咬伤,破损皮肤被舔,开放性伤口或黏膜被污染,暴露于蝙蝠),或者有严重免疫功能缺陷的Ⅱ级暴露患者。Ⅲ级暴露患者需要接种狂犬病疫苗和狂犬病被动免疫制剂,狂犬病疫苗一般要在接种后 7 天才会起效,狂犬病被动免疫制剂是在狂犬病疫苗还未起效前发挥中和病毒的作用。

24 被动物抓伤或咬伤后,为什么有时还需要进行破伤风免疫?

答：被动物抓伤或咬伤后,伤口易感染破伤风病毒。破伤风风险等级一般分为三级：

（1）无破伤风风险：狂犬病Ⅰ级暴露,完好的黏膜被唾液污染、接触蝙蝠时无应肤破损。

（2）破伤风低风险：狂犬病Ⅱ级暴露伤口。

（3）破伤风高风险：狂犬病Ⅲ级暴露伤口。

根据风险程度判断是否需要进行破伤风免疫。

25 儿童接种狂犬病疫苗后,对身体会有什么影响吗?

答：一般细胞培养疫苗的安全性和耐受性均良好。儿童接种狂犬病疫苗一般对身体没有害处,但可能会出现一些不良反应。大部分人接种狂犬病疫苗后无不适症状或症状能自行缓解,少部分人可出现短暂发热,注射部位局部出现红肿、硬结,偶有皮疹等,以及头痛、乏力、全身不适等感冒症状,往往持续1～2天就会消失。极少数会出现过敏性休克等严重不良反应,建议接种疫苗后留观半小时。

26　狂犬病毒是否只能通过狗传播?

答:不是。狗是我国狂犬病的主要传染源,占 95% 以上,其次是猫。野生食肉动物也有传播狂犬病毒的风险,鼬、獾、狐狸、貉、狼是我国重要的狂犬病毒野生动物传染源。此外,蝙蝠也可以传播狂犬病毒。

27　被可疑动物咬伤后,伤口应该怎样处理?

答:被可疑动物咬伤后,伤口处理越及时就越能尽早清除和杀灭侵入伤口的病毒。因此,被咬伤后第一时间处理伤口十分重要。具体做法:用肥皂水或清水彻底冲洗伤口至少 15 min,有条件者再用 2%~3% 碘伏或 75% 乙醇涂擦伤口,尽快就医,接种狂犬病疫苗。

28　被同样的可疑动物咬伤,为何会有不同的处理措施?

答:因为被咬伤的程度不同,所以处理方式也就不同。若与可疑动物有接触,但未受伤,此时属于Ⅰ级暴露,建议清洗接触部位,一般不用做其他特殊处理。若被可疑动物咬伤,但未出血,此时属于Ⅱ级暴露,需要立刻对伤口进行处理并接种狂犬病疫苗。若被可疑动物咬伤后出血或皮肤破损处被舔或黏膜被动物唾液等污染,此时属于Ⅲ级暴露,需要立刻对伤口进行处理并注射狂犬病被动免疫制剂,随后接种狂犬病疫苗。

29 感染狂犬病毒后,人体会出现哪些症状?

答:狂犬病的非特异性表现有低热、乏力、全身不适等,一般持续 2~10 天。狂犬病的特异性表现主要为狂躁型和麻痹型。

狂躁型(常见):大部分患者都是狂躁型,表现为高度兴奋、恐水、怕风、阵发性咽肌痉挛等,可能会咬人、抓人、流涎、吐沫、多汗、心率加快、血压增高等。常见的进展症状有咀嚼肌痉挛、张口困难、四肢肌肉痉挛等,可引起肌肉断裂甚至骨骼断裂,最后患者可因膈肌、呼吸肌痉挛而死亡。

麻痹型(少见):有时候会被诊断为病毒性脑炎,没有典型的怕水、怕光、怕风和声音、大量流涎、痉挛等表现,以四肢无力、麻痹为常见症状。麻痹多始于肢体被咬处,后呈放射状向四周蔓延,部分或全部肌肉瘫痪,因咽肌、声带麻痹而失音。

30 被携带狂犬病毒的动物咬伤或抓伤后,多久会发病?

答:一般被狗、猫咬伤或抓伤后 1～3 个月狂犬病发病,超过 1 年发病较罕见。影响狂犬病潜伏期的因素包括感染部位与大脑神经中枢的距离、感染病毒数量和受伤部位的神经丰富程度。狂犬病潜伏期的差异较大,最短可能仅为 5 天,最长可达数年之久,但大部分在 1～3 个月,极少超过 1 年。因此,尽早处置Ⅱ级与Ⅲ级暴露伤口,对后续健康保障意义重大。如被疯狗咬伤,一定要在 24 h 内尽早接种狂犬病疫苗,因为狂犬病无任何特效药,病死率几乎达 100%。一般可通过接种狂犬病疫苗进行预防,人体在接种狂犬病疫苗后产生的抗体,能够识别、中和狂犬病毒,进而实现对机体的保护,保障人体安全。被狗咬后,要在 24 h 内到正规的医院或防疫站接种狂犬病疫苗。如伤口出血,应先将伤口的血液向外挤压,用流动的自来水冲洗 15 min,并配合肥皂清洗伤口,再用 75% 乙醇进行彻底消毒。建议尽量不要包扎伤口,保持伤口局部干燥、卫生。

31 狂犬病疫苗按什么程序接种?

答:狂犬病疫苗接种分为暴露后预防和暴露前预防两种。暴露后预防是指被猫、狗等动物抓伤或咬伤后尽早接种。

目前我国批准上市的狂犬病疫苗的暴露后免疫程序包括"5针法程序(即第0、3、7、14和28天各接种1剂)"和"2-1-1程序(即第0天接种2剂、第7天和第21天各接种1剂)"两种。每种疫苗具体的免疫接种流程与方案,均要严格参照国家药品监督管理局审核批准的疫苗说明书来执行。

暴露前预防是指在没有被动物抓伤或咬伤的情况下接种疫苗,通常在第0天、第7天、第21天各接种1剂疫苗,总共接种3剂。只有按规定足量、全程接种完全部疫苗,才可起到有效的免疫效果,避免狂犬病发生,否则,容易导致免疫失败。

32　接种狂犬病疫苗有禁忌吗?

答:狂犬病为致死性疾病,理论上,暴露后接种狂犬病疫苗无任何禁忌,但接种前应充分询问受种者的基本情况(如有无严重过敏史、其他严重疾病等)。即使存在不适合接种疫苗的情况,也应在严密监护下接种疫苗。如受种者对某一品牌疫苗的成分有明确的过敏史,应更换无该过敏成分或不同基质的疫苗品种。即便是特殊人群如孕妇,被咬伤后也应及时、全程接种狂犬病疫苗。

33 狂犬病疫苗有哪些种类?

答：我国现在使用的有精制 Vero 细胞狂犬病疫苗和精制地鼠肾细胞狂犬病疫苗，以及使用人源二倍体细胞制作的狂犬病疫苗即人二倍体细胞狂犬病疫苗，这些疫苗均为灭活疫苗。除狂犬病疫苗以外，严重的动物咬伤者还需要注射被动免疫制剂，即狂犬病免疫球蛋白或新型单克隆抗体（奥木替韦单抗注射液），用于中和狂犬病毒，以获得快速的保护作用。

34 儿童在接受计划免疫过程中,被狗咬伤后还能接种狂犬病疫苗吗?

答：能。正在进行国家免疫规划疫苗接种的儿童可按照正常免疫程序接种狂犬病疫苗。接种狂犬病疫苗期间也可按照正常免疫程序接种其他疫苗，但优先接种狂犬病疫苗。注射了狂犬病被动免疫制剂者，应按要求推迟接种其他减毒活疫苗。

35 当天感冒发热或身体不适,可以接种狂犬病疫苗吗?

答：首次暴露有确切的咬伤史的患者需要及时、规范地接种狂犬病疫苗,但要密切观察身体状况,如有不适要尽快就医。对疫苗中任何成分有严重过敏史的患者禁止接种该疫苗。接种后续疫苗时,妊娠、急性发热性疾病或慢性疾病的活动期、使用类固醇和免疫抑制剂的患者可酌情推迟接种。免疫缺陷者如处在狂犬病高暴露风险中,亦可进行免疫,但完成免疫接种后需要进行中和抗体检测。

36 接种狂犬病疫苗有哪些注意事项?

答:接种狂犬病疫苗有以下注意事项:①接种狂犬病疫苗后应留观 30 min,如出现轻微反应,一般无须特殊处理;如出现特殊情况,可咨询接种单位,必要时赴医院就诊。②避免臀部注射。③应及时、足量、全程完成接种。④如果延迟接种疫苗,后续剂次按原免疫程序相应顺延,无须重启。⑤可按正常免疫程序接种其他疫苗:尽量避免注射同一侧肢体;如果在同一侧肢体注射,应间隔 2.5 cm 以上;应优先接种狂犬病疫苗;注射了狂犬病被动免疫制剂者,应按要求推迟接种其他减毒活疫苗。⑥尽量使用同一品牌的疫苗完成全程接种。⑦接种狂犬病疫苗后正常生活即可,建议清淡饮食(尽量避免烟、酒、海鲜及刺激性食物),充分休息,保持接种部位清洁、干燥。

37 接种一次狂犬病疫苗的保护期有多长？接种一次狂犬病疫苗可以管终身吗？

答：一般情况下，全程接种狂犬病疫苗后体内抗体水平可维持1年左右，就实际有效性而言，6个月内疫苗防护效果最佳。接种狂犬病疫苗并不能起到终身保护的作用。即使以前注射过狂犬病疫苗，但再次被抓、咬伤后，还是应该尽早到医疗机构处理伤口并再次接种狂犬病疫苗。

38 没有被动物咬伤或抓伤，但想接种狂犬病疫苗可以吗？

答：可以！狂犬病高暴露风险者，比如从事狂犬病研究的实验室工作人员、接触狂犬病患者的工作人员、兽医、动物收容机构工作人员、接触野生动物的研究人员、猎人，以及计划前往狂犬病流行高风险国家和地区的人员，均可进行暴露前免疫。基础免疫程序为第0、7、21(或28)天各接种1剂次狂犬病疫苗。持续暴露于狂犬病风险者，全程完成暴露前基础免疫后，在没有动物致伤的情况下，1年后加强1剂次，以后每隔3～5年加强1剂次。

39 误食了被狗咬过的食物,又不确定口腔有无破损, 需要接种狂犬病疫苗吗?

答：人们在误食被狗啃咬过的食物后,内心最大的担忧在于是否会因此感染狂犬病。这是因为狂犬病毒可存在于感染动物的唾液中,当人误食被携带狂犬病毒的狗污染过的食物时,狂犬病毒有可能通过口腔黏膜等途径进入人体,进而引发感染风险,这便是人们对此情况感到忧虑的核心原因。

健康的狗携带狂犬病毒的可能性相对较低,因而被健康狗咬伤或者吃其咬过的食物,一般不会感染狂犬病。但如果狗未接种过狂犬病疫苗,那么它就有可能携带狂犬病毒,进而存在将病毒传染给人的风险。在狂犬病暴露分级中,只要人体黏膜与可能携带病毒的狗发生接触,无论接触程度如何,均被认定为严重暴露。此外,当怀疑狗处于不安全状态,即可能携带狂犬病毒时,哪怕是误食了被这只狗咬过的食物,由于存在经口腔黏膜感染狂犬病毒的潜在风险,因此必须及时接种狂犬病疫苗,以降低感染狂犬病的可能性,防止发病。

40 接种狂犬病疫苗或其他免疫制剂会有什么不良反应吗?

答：①狂犬病疫苗:一般无不良反应,少数人在接种狂犬病疫苗后可能会出现不同程度的不良反应。局部反应有接种部位出现疼痛、红斑、水肿、瘙痒、硬结等；全身反应有轻微发热、寒战、晕厥、乏力、头痛、眩晕、关节痛、肌肉痛、胃肠道功能紊乱等；极少数人可能出现荨麻疹、血管神经性水肿、过敏性休克等过敏反应。②狂犬病被动免疫制剂：一般无不良反应，少数人的注射部位可能出现红肿、疼痛感，无须进行特殊处理，可自行恢复。③单克隆抗体：一般无不良反应，个别人的注射部位可能出现肿胀、红斑、疼痛、荨麻疹等异常反应。

接种狂犬病疫苗和被动免疫制剂后应留观 30 min，如出现轻微反应，一般无须进行特殊处理。如出现特殊情况，可咨询接种单位，必要时赴医院就诊。

41　狂犬病毒是如何传播的?

答：狂犬病毒的宿主非常广泛，所有的温血动物都可以被感染，以狗和猫等动物更为常见。95％以上的狂犬病源于狗。狂犬病的传播途径主要有两种。一种是直接传播，即被带有狂犬病毒的动物咬伤、抓伤后，病毒进入人体，造成感染。狂犬病实质上是脑脊髓膜炎，狂犬病毒进入人体后，会在肌肉中短暂繁殖，而后会沿着运动神经、中枢神经、脊髓等向大脑传播，并在脑内大量复制，直接损害脑神经。狂犬病患者的唾液中也会带有狂犬病毒,可通过唾液传染给他人。另一种是间接传播,也就是口腔黏膜、鼻黏膜、眼睛黏膜、皮肤伤口等接触了狂犬病患者或者带有狂犬病毒的动物的唾液。另外,还可能通过器官移植传播,这种传播方式十分罕见。

42　如何判断狗有无携带狂犬病毒?

答:狗患上狂犬病的表现和人相似,也会出现急性脑炎的症状,并在数日内死亡。如果狗有以下5种表现,则表明其可能患有狂犬病:①无征兆的攻击性行为,未被激惹就乱咬人或其他动物;②咬食异常物体,如棍子、钉子、粪便等;③无理由、无目的地乱跑;④声音异常(如嘶吼)或失声;⑤异常流口水或口吐白沫。

43　狂犬病名称带有"犬"字,是不是只有狗才会携带狂犬病毒?

答:不是。虽然狂犬病名称带有"犬"字,但实际上,所有哺乳动物都存在感染狂犬病毒的可能性,不过犬科、猫科、翼手目(蝙蝠)动物更容易感染狂犬病毒。值得注意的是,狗并非生来就携带狂犬病毒,其感染狂犬病毒的前提是接触了已感染狂犬病毒的动物。

44 全程接种狂犬病疫苗后,保护率一般会达到多少? 能达到 100%吗?

答:任何一种疫苗的保护率都达不到 100%,狂犬病疫苗也一样,狂犬病疫苗的预防率在 90% 左右。具体预防率也与个人体质、暴露时间以及疫苗注射时间有关。狂犬病疫苗通常是灭活的狂犬病毒,人体被猫、狗等动物咬伤、抓伤后,需要及时到医院进行处理并接种狂犬病疫苗,以防不良后果发生。在接种完 4 针或 5 针狂犬病疫苗后约 48 h 内会分化出免疫细胞以抵抗狂犬病毒,一个月内抗体水平达到峰值,随着时间递增其浓度不断降低,但仍可以在一年左右的时间内起免疫保护作用。如果再次被咬伤,就需要再接种 1～2 针加强针才能有效保护人体。全程规律性接种狂犬病疫苗后,其有效预防率大概在 90%。若接种狂犬病疫苗的时间距离暴露时刻较久,其预防效果或许会有所降低。

45 被常规注射过狂犬病疫苗的犬类咬伤是否需要接种 狂犬病疫苗?

答:需要。即使动物每年按时注射狂犬病疫苗,被其咬伤的人仍需要接种狂犬病疫苗。因为动物接种狂犬病疫苗后的保护率并非 100%，其体内仍可能存在狂犬病毒，所以被注射过狂犬病疫苗的狗咬伤后，仍需要接种狂犬病疫苗。

46 只有被发病期的动物咬伤才会感染狂犬病吗？

答：不一定。被处于狂犬病发作期或即将发作的动物咬伤，都有可能感染狂犬病。街边慵懒的猫咪、可爱的小狗，这些看上去健康的小动物，可能已经携带狂犬病毒，如果人与它们亲热或被它们咬伤、抓伤，或被它们舔舐黏膜或破损的皮肤，均有可能感染狂犬病。

47 是否被咬后 10 天内没事就不用注射狂犬病疫苗？

答：不是。十日观察法并非被咬伤后什么都不做，而是在立即注射狂犬病疫苗后，再对动物进行观察。十日观察法是世界卫生组织推荐的狂犬病防治方法之一，即被有疾病症状的或与健康猫（狗）行为有异常的温血动物咬伤后，要尽快注射狂犬病疫苗，同时观察咬人的猫（狗），如果 10 天内，这只猫（狗）还没有因狂犬病发病死亡，就可以终止狂犬病疫苗注射，同时可判定被咬者没有感染狂犬病。十日观察法仅限于有过明确狂犬病疫苗接种史的家养猫、狗等宠物。

48　能不能实现狂犬病零死亡？

答："2030 年实现人狂犬病零死亡"是一个大目标，这个目标目前在澳大利亚、新西兰、日本、新加坡等国家已经实现。消除狂犬病的关键点在于犬间狂犬病的防治，从世界范围来看，加强犬的管理，给犬接种疫苗，使某一地区 70% 的犬得到持续、有效的免疫，就可以阻断狂犬病传播。这是消灭狂犬病最经济、最有效、最持久的策略。想要做好犬的免疫，犬的管理非常重要，犬的主人要科学养犬，遵纪守法，有责任意识，不要随意丢弃犬只，随意丢弃家养犬，使其成为流浪犬，这是狂犬病毒传播非常大的隐患。人的狂犬病预防，也就是被狂犬咬伤后进行暴露后预防处置，是预防狂犬病的最后一道防线。通过积极宣传，让大众在被猫、狗抓伤或咬伤后有积极寻求治疗的意识，及时接种狂犬病疫苗和免疫球蛋白，使自身健康得到有效保护。

49　为什么狂犬病可防不可治？

答：狂犬病毒是一种很古老的病毒，虽然它不像流感病毒那么容易变异，是个"呆头呆脑"的小个子，但是它会利用人体自身的防御系统。狂犬病毒的"饮食习惯"比较独特，称为"嗜神经性"。病毒进入人体后，先在局部肌肉组织少量繁殖，此时患者没有任何症状。然后病毒找到周围传入神经迅速上行，到背根神经节开始大量繁殖，最后侵入脊髓和中枢神经系统。一旦入侵人体后未被及时清除，随着时间推移，狂犬病毒就会侵入神经系统并藏匿于神经髓鞘之中。由于人体的免疫抗体以及现有药物难以进入神经髓鞘，因而无法对躲在其中的狂犬病毒产生抑制或清除作用，这就是狂犬病只能防不能治的原因。

50 全程接种狂犬病疫苗后还会患狂犬病吗？

答：有可能，但是这种可能性很小。如被病畜所伤，即使全程接种狂犬病疫苗也有可能患狂犬病。一般狂犬病发病需要两个条件，一是咬伤人的动物携带狂犬病毒，二是病毒的数量够多且毒力够强。如果咬人的动物携带大量的狂犬病毒，伤口沾染病毒较多，或病毒直接侵入神经系统，即使全程接种了狂犬病疫苗，仍有可能患上狂犬病。狂犬病的病死率极高，目前无法治愈，一旦被猫、狗等可能携带狂犬病毒的动物抓伤或咬伤，应当立即冲洗伤口，尽力挤出污血，并及时就诊接种疫苗，必要时还应注射人狂犬病被动免疫制剂。

51 世界狂犬病日是每年的哪一日?

答：世界狂犬病日（World Rabies Day）为每年的 9 月 28 日,是在国际狂犬病控制联盟的倡议下,由世界卫生组织、世界动物卫生组织及美国疾病预防控制中心等共同发起设立的。通过设立世界狂犬病日,集合众多的合作者和志愿者,群策群力,尽快使狂犬病成为历史。第一个"世界狂犬病日"是 2007 年 9 月 28 日,各国纷纷开展相应宣传活动,相关各项活动获得里程碑式的成功,将全球的狂犬病预防和控制工作向前推进了一大步。

52 被动物咬伤的伤口是否需要包扎? 在家自行用创可贴可以吗?

答：被动物咬伤后,一般不建议包扎伤口,较大伤口可用无菌纱布按压,不要使用创可贴贴住伤口。暴露于犬、啮齿类动物,以及位于头面部、口腔黏膜的浅表、清洁、新鲜伤口,属于继发感染的低危因素。而暴露于猫、灵长类、猪等动物,位于手、足、胫前、关节部位的穿刺伤、贯通伤、大面积撕裂伤、大面积皮肤软组织缺损伤口,老年患者或合并糖尿病、外周血管病、免疫性疾病等基础疾病者应及时运用激素与免疫抑制剂等。上述因素均属继发细菌感染的高危因素。存在感染高危因素者尽量避免Ⅰ期缝合,可用透气性敷料覆盖创面,3~5天后根据伤口情况决定是否需要延期缝合或Ⅱ期缝合,必要时可以预防性使用抗生素。

53 被家养宠物咬伤后可以在家儿对伤口进行简单冲洗吗？对冲洗的水有什么特殊要求吗？

答:可以。可用肥皂水(或其他弱碱性清洗剂)和有一定压力的流动清水交替清洗被咬伤和抓伤处,每处伤口至少冲洗15 min,然后用生理盐水冲洗伤口,以避免肥皂液或其他清洗剂残留。彻底冲洗后用稀碘伏(0.025%~0.05%)、苯扎氯铵(0.005%~0.01%)或其他具有病毒灭活效力的皮肤黏膜消毒剂涂抹伤口或消毒伤口内部。

54 接种狂犬病疫苗后,饮食上有什么禁忌吗？

答:接种狂犬病疫苗后正常生活即可,不用过分紧张。由于存在个体差异,接种疫苗后,不同个体的不良反应也有所不同,尤其是过敏体质者。建议接种疫苗后清淡饮食,尽量避免烟、酒、海鲜及刺激性食物等,以免无法辨别导致过敏反应及其他不适的原因。

55 接种狂犬病疫苗期间感冒了,可以吃药吗?

答:理论上可以吃。在接种狂犬病疫苗期间禁止使用皮质激素类药物(如地塞米松、泼尼松)、环磷酰胺等免疫制剂和氯喹等药物,这些药物可能会降低狂犬病疫苗的免疫效果,应尽量避免同时使用其他药物。普通感冒药物不含上述药物成分,可以使用。

56 第一次打狂犬病疫苗发热了,后续接种还会发热吗?是否需要更换其他品种的疫苗?

答:接种狂犬病疫苗后可能会出现一过性发热,这是接种狂犬病疫苗后常见的不良反应。如果第一次接种狂犬病疫苗后出现发热的情况,后续接种也可能会出现发热,一般可以继续接种之前的疫苗。若有需要也可更换疫苗种类,可使用不同品牌的合格狂犬病疫苗继续按原程序完成全程接种。

57 接种狂犬病疫苗后,注射侧胳膊痛了好几天,这正常吗?

答:不同种类狂犬病疫苗的安全性和耐受性整体较好。不良反应的出现与狂犬病疫苗的纯度、制备工艺、处方成分及剂型有关,也可能与疫苗各批次的差异相关。此外,疫苗的使用方式(如肌内注射或皮内注射)和受种者的个体差异也会对此产生影响。据统计,有35%~45%的受种者接种部位会出现一过性轻微红疹、疼痛或红肿,在接种加强针次时尤为显著。5%~15%的受种者曾观察到一过性发热、头痛、头晕、胃肠道症状等轻微全身不良反应,过敏、神经系统症状等严重不良反应罕见。接种疫苗后出现轻微疼痛是较常见的不良反应,注意休息并观察疼痛的变化情况。

58 为什么有的人接种狂犬病疫苗后最终还是发病身亡了?

答:被动物咬伤后,即使接种了狂犬病疫苗,也仍有人因狂犬病而死亡,这是因为疫苗不可能保证100%有效。此外还与以下因素有关:①没有及时、正确、有效地处理伤口。②严重咬伤者没有按要求使用抗血清或狂犬病人免疫球蛋白(human rabies immunoglobulin，HRIG），或者使用时间太晚。③疫苗接种方法不当。④疫苗质量有问题。⑤接种后大量饮酒、喝浓茶或吃刺激性食物，从事剧烈运动，过度疲劳，免疫反应迟缓或有免疫缺陷，使用免疫抑制剂，以及患有恶性肿瘤、肝硬化等疾病。⑥疫苗株与流行株不完全一致。

59 为什么会有不同价格的疫苗？

答：因为制备工艺和成本不同，所以疫苗的价格也有所不同。目前广泛使用的有纯化 Vero 细胞狂犬病疫苗（purified Vero cell rabies vaccine，PVRV）、人二倍体细胞狂犬病疫苗（human diploid cell rabies vaccine，HDCV）、纯化鸡胚细胞疫苗（purified chick embryo cell vaccine，PCECV）和原代地鼠肾细胞狂犬病疫苗（primary hamster kidney cell rabies vaccine，PHKCV）以及被动免疫制剂等。其中以纯化 Vero 细胞狂犬病疫苗培养的狂犬病毒滴度高、产量大、价格低，且不良反应小。被动免疫制剂可为狂犬病的高风险时段提供免疫保护。在高风险感染期时，在伤口周围浸润注射被动免疫制剂可使伤口局部获得高浓度的中和抗体，阻断病毒在伤口中扩散，可在首剂疫苗注射后的 7 天内接种。

60 狂犬病疫苗种类很多,该如何选择呢?

答：当谈论接种狂犬病疫苗时,人们往往会感到困惑,不知道应该选择哪种狂犬病疫苗。目前市面上狂犬病疫苗种类繁多,让人眼花缭乱,无从下手。为了确保人们的健康和安全,了解不同类型狂犬病疫苗的特点和适用情况显得至关重要。国内市场上的狂犬病疫苗主要有传代细胞系(Vero 细胞)狂犬病疫苗和二倍体细胞系(人二倍体细胞)狂犬病疫苗两种。在接种狂犬病疫苗前可以咨询医生或专业人士,选择适合自身的疫苗。人二倍体细胞狂犬病疫苗是世界卫生组织在相关文件中明确推荐使用的疫苗,是国际公认的"金标准"。相比前代产品,人二倍体细胞狂犬病疫苗无残留异源蛋白,无 DNA 残留,无致瘤性,接种后不良反应更少。总之,在选择狂犬病疫苗时,需要充分了解各种疫苗的特点和适用情况,并根据自身情况进行选择。不管是何种类型的狂犬病疫苗,规范接种疫苗是守护我们身体健康、筑牢安全防线的必要之举。

61 哪里能接种人用狂犬病疫苗?

一般在当地的疾控中心、社区卫生服务中心、乡镇卫生院等医疗机构都可以接种狂犬病疫苗。除此之外,还可以前往某些具有接种狂犬病疫苗资格的医院的急诊科或传染病医院进行接种,但不是所有医院都有接种狂犬病疫苗的资格。建议先致电相关医疗机构确认有狂犬病疫苗后,再前往接种。例如,在上海可使用"随申办"或"健康云"App 或微信小程序,查找"智慧接种"模块,通过其中的"接种点查询"功能,查找就近的犬伤门诊的信息,使伤口尽快得到处置、尽早接种狂犬病疫苗。

62　狂犬病暴露如何分级?

答:根据接触方式和暴露程度,将狂犬病暴露分为三级。接触、喂饲动物,或者完好的皮肤被舔舐为Ⅰ级暴露。裸露的皮肤被轻咬,或者无明显出血的轻微抓伤、擦伤为Ⅱ级暴露。单处或者多处贯穿性皮肤咬伤或者抓伤,或者破损皮肤被舔舐,或者开放性伤口、黏膜被唾液或者组织污染,或者直接接触蝙蝠为Ⅲ级暴露。

63　不同的暴露分级应如何处置?

答:判定为Ⅰ级暴露者,清洗暴露部位(用肥皂水和流动水冲洗 15 min 以上),无须进行医学处置。判定为Ⅱ级暴露者,应处置伤口并接种狂犬病疫苗。确认为Ⅱ级暴露且严重免疫功能低下者,或者Ⅱ级暴露者其伤口位于头面部且不能确定致伤动物健康状况时,按照Ⅲ级暴露者处置。判定为Ⅲ级暴露者,应处置伤口并注射狂犬病被动免疫制剂和接种狂犬病疫苗。

64 在外地接种过狂犬病疫苗,后续继续接种,疫苗厂家不同可以吗?

答:尽量使用同一品牌的狂犬病疫苗完成全程接种。若无法实现,可使用不同品牌的合格狂犬病疫苗继续按原程序完成全程接种,不允许就诊者携带狂犬病疫苗至异地注射。

65 日常如何预防狂犬病?

答:狂犬病可防不能治,为避免猫、狗抓伤或咬伤人事件的发生,大家应该努力做到以下几点:

(1)为宠物接种疫苗。养狗养猫的人,一定要按规定到有关部门为宠物做好登记,并定期带它们接种疫苗,这是预防狂犬病的关键措施之一。

(2)遛狗拴绳。在人多的场所,可对狗采取怀抱、装入犬笼或戴犬嘴套等措施。避免爱宠被病狗伤害,也防止其误伤他人。

（3）怕狗的人应冷静应对。如果你是怕狗的人,当狗迎面走来时,应站住不动或缓慢走开,不要撒腿就跑,也不要尖叫或长时间盯着狗看。

（4）不要弃养宠物。流浪狗、猫的数量减少,也能减少狂犬病在流浪动物中传播。

66 接种狂犬病疫苗已经超过 1 年,是否需要进行跟踪观察?

答：已接种狂犬病疫苗 1 年以上者,如果无明显不适症状,原则上不需要进行跟踪观察,但如有异常情况或疑虑,可及时通过电话、网络咨询,或者到接种单位进行咨询。跟踪观察内容包括:①看伤口情况,如伤口是否愈合等;②看神经精神症状,如是否出现易怒、恐惧等症状;③看狂犬病典型症状,如是否出现恐水、恐风、恐声等症状。

67 狂犬病的病原体是病毒,为什么要使用抗生素?

答：在正常情况下,治疗狂犬病一般不需要使用抗生素。抗生素主要对细菌等病原微生物起作用,对病毒感染并无直接治疗效果。然而,当狂犬病患者的伤口出现细菌感染时,就需要使用抗生素进行治疗。这就好比流感由病毒引发,但流感病毒感染人体后,患者可能会出现继发感染,进而导致细菌性肺炎或混合性肺炎,此时就需要使用抗生素控制细菌感染。使用抗生素与否,并非取决于最初的病毒感染,而是取决于是否出现了细菌感染相关病症。

68 肿瘤患者在化疗期间能不能接种狂犬病疫苗?

答:肿瘤患者在化疗期间如果被猫、狗等咬伤或抓伤了,可以优先注射狂犬病疫苗。因为狂犬病是没有特效药物治疗的,病死率极高,应该及早去医院注射狂犬病疫苗。

69 接种狂犬病疫苗后出现过敏反应怎么办?

答:接种狂犬病疫苗后 24 h 内,注射部位可出现红肿、疼痛、发痒,一般不需要处理即可自行缓解。此外,还可能伴有轻度发热、无力、头痛、眩晕、关节痛、肌肉痛、呕吐、腹痛等,一般不需要处理即可自行消退。少数情况下,出现中度以上发热反应,可先采用物理降温方法,必要时可以使用解热镇痛剂。

在接种狂犬病疫苗后的 72 h 内可能会出现荨麻疹等不良反应,应及时去医院就诊,给予抗组胺药物治疗。在极特殊情况下可能出现过敏性休克,一般在注射疫苗后数分钟至数十分钟内发生,表现为快速出现皮肤充血潮红、瘙痒等;接种疫苗后出现上述表现时应当尽快到附近具备急救条件的医疗机构接受治疗。

70　接种狂犬病疫苗时,应注射在什么部位?

答:对于成人及 2 岁以上的婴幼儿,在其上臂三角肌进行肌内注射;对于 2 岁以下的婴幼儿及上臂三角肌不发达的 2 岁以上的婴幼儿,可在其大腿前外侧进行肌内注射,禁止进行臀部注射。选择"2-1-1"接种法且需要接种狂犬病被动免疫制剂的患者,首次接种时狂犬病疫苗与狂犬病被动免疫制剂需要分开注射,不能注射在同一部位。若患者单侧上肢受伤,可选择将疫苗注射于未受伤侧的上下肢;若患者双上肢受伤,则疫苗可注射于患者双下肢大腿前外侧。

71　为什么人用纯化狂犬病疫苗禁止臀部注射?

答:臀部脂肪较多且此处存在坐骨神经,容易因操作不当损伤神经;另外,脂肪层的血液循环较差,疫苗不易扩散,会降低疫苗吸收效率,严重影响免疫效果。上臂三角肌毛细血管较多,疫苗注射后比较容易扩散且注射比较方便,同时痛感较低。上臂三角肌距离颈部和腋窝淋巴结比较近,能够高速、有效地将病原体的抗原传递到人体的淋巴结中,快速产生大量的抗体,让人体产生免疫反应。

72 注射狂犬病疫苗后为避免针眼沾水感染,要多久才可以放心洗澡?

答:接种疫苗之后,针眼不再流血,人体感觉无恙,接种后间隔6 h就可以洗澡;婴幼儿冬日应在接种疫苗后间隔24 h洗澡,避免着凉与接种疫苗导致的发热混淆。

73 注射了狂犬病疫苗后可以不注射狂犬病被动免疫制剂吗?

答:初次注射狂犬病疫苗后,中和抗体一般要在接种7～10天后才产生,即使在中和抗体存在的情况下,轴神经内的病毒也可以繁殖。因此,咬伤后的被动免疫预防,尤其是伤势较重者,接种狂犬病被动免疫制剂十分必要。

74 为防止被狗咬伤,应该怎样保护自己?

答:不要招惹动物,尽量避开疯狗。不要打扰正在进食、睡觉或看护幼崽的狗。不要向狗扔棍子或石子。不要接近那些被拴着的狗和栅栏后面的狗。不要快速跑近或靠近狗,因为狗受到惊吓或感到恐慌时会咬人。如果遇到疯狗追赶,最好不要突然转身跑开,不要直接瞪视狗的眼睛。事实表明,静止不动或放缓动作可以减少被狗攻击的可能性;可以眼睛盯住地面,缓慢地向后移动身体,然后逐渐离开。如果遇到疯狗攻击,则要将身体蜷起,保护头面部。

75 吃了可疑的狗肉,会不会感染狂犬病?

答:狂犬病毒主要储存在犬的唾液中,狂犬病毒易于被热灭活,100℃加热2 min后狂犬病毒就会死亡,因此食用烹调过的狗肉不会引发狂犬病毒感染。但人在宰杀犬和剥犬皮的过程中,可因伤口或黏膜被犬的体液污染而感染狂犬病。国内外均有报道,曾有人在宰杀狗和剥皮操作后,因感染狂犬病而死亡。

76　过敏体质不能接种狂犬病疫苗,是真的吗?

答:不是。拥有过敏体质并不意味着接种疫苗必定会引发严重的急性过敏症状,过敏体质状态不会损害疫苗的接种成效。如果是过敏体质者,可以在接种狂犬病疫苗前告知医护人员,以便加强观察。

77　接种狂犬病疫苗后是不是终身不需要接种了?

答:狂犬病疫苗不是终身有效的,狂犬病疫苗的有效期大概是3个月的时间,当超过3个月后,就诊者体内的抗体水平就会逐渐下降,也就是抗体的数量会逐渐减少。因此,当狂犬病疫苗接种完成3个月后,若再次被猫、犬等动物抓伤或咬伤,仍面临较高的狂犬病暴露风险,需要再次注射狂犬病疫苗,才能够有效避免感染狂犬病。

此外,在接种狂犬病疫苗期间,要尽量戒烟戒酒,少食辛辣、刺激性食物,以免产生不良反应。

78 接种狂犬病疫苗后出现发热该如何处理?

答:接种狂犬病疫苗后可能会出现一过性的发热,一般低于 38.5℃,在接种后的 24 h 内发生,多出现在老人、幼儿及体质较差的人群中。如果接种者精神状态良好,增加饮水,注意休息即可。体温在 38.5℃ 以下可以采用物理降温(使用冰袋等);若体温超过 38.5℃,除采用物理降温外,还需要接受药物治疗。

79 为什么接种狂犬病疫苗后需要在院观察半小时?

答:接种狂犬病疫苗后,为了及时发现和处理小概率的严重的急性过敏反应(非常罕见),以及晕针等其他接种后急性反应。建议接种疫苗观察 30 min 后,无不良反应,再离开。

80 亲吻猫、狗的嘴巴需要接种狂犬病疫苗吗?

答:接触宠物不要过度"亲热",特别是没有注射过狂犬病疫苗的动物,避免动物舔人的口腔黏膜,和狗亲嘴属于黏膜接触,也需要接种狂犬病疫苗。

81 在外地接种过狂犬病疫苗,但本地没有那个品牌的疫苗,应该怎么办?

答:狂犬病疫苗的接种应当尽量使用同一品牌的疫苗完成全程接种,若无法实现,可使用不同品牌的合格狂犬病疫苗,并且继续按原程序完成全程接种,原则上不宜携带狂犬病疫苗至异地接种。

82 狂犬病疫苗为什么不能带回家或带去其他医院接种?

答:狂犬病疫苗的管理需要遵循冷链药品管理标准,即冷藏药品从生产、贮藏、运输、分销、零售至使用,应始终处于恒温冷藏的环境条件下。为了安全起见,狂犬病疫苗不能带回家或带去其他医院注射。

83 如果已经全程接种过狂犬病疫苗,在多久之内再次被咬伤不需要再重新接种疫苗呢?

答:当完成狂犬病疫苗全程接种后,若在 3 个月内再次被动物咬伤,不需要再次接种狂犬病疫苗。只需及时使用肥皂水对伤口进行彻底冲洗,也就是 3 个月内人体仍有足够的抗体应对可能的狂犬病毒入侵。

84 狂犬病疫苗会影响智力吗?

答:当然不会!狂犬病疫苗是将狂犬病毒在细胞中培养后,彻底灭活并去掉杂质后制备而成,安全且有效。因此,接种狂犬病疫苗不会造成智力下降。但如果狂犬病不幸发作,患者会陷入神志不清、狂躁的状态,最终可能导致死亡。

85 狂犬病Ⅲ级暴露时免疫球蛋白需要注射多少剂量?

答:一般狂犬病被动免疫制剂的剂量按体重 20 IU/kg 计算,比如,人的体重为 50 kg 时,一般注射 5 支狂犬病被动免疫制剂。当然,医生会事先根据伤口多少和大小判断被动免疫制剂的剂量是否足够,再将被动免疫制剂稀释后进行浸润注射;若伤口特别严重或有多处伤口(特别是幼儿),按常规剂量不足以在伤口周围进行浸润注射时,可用生理盐水将被动免疫制剂适当稀释到足够量,再进行浸润注射。

86 什么是新型单克隆抗体?

答：新型单克隆抗体,即奥木替韦单抗。它作为新型的被动免疫制剂,是首个针对狂犬病毒糖蛋白Ⅰ表位的抗体药物,也是我国首个抗感染全人源单抗,能够直接中和狂犬病毒。奥木替韦单抗抗体基因来源于健康志愿者,是利用基因重组技术制备的全人源单抗,全人源单抗不含鼠源IgG基因,由于不存在异源性,不良反应发生率大大降低,且效价、效力、持久性更高。奥木替韦单抗已完成上市前Ⅰ～Ⅲ期注册临床试验,临床试验结果提示,奥木替韦单抗联合狂犬病疫苗对特殊人群如孕妇、哺乳期妇女、老人的狂犬病暴露后预防安全性良好。

87 新型单克隆抗体作为新型的被动免疫制剂有什么优势?

答：新型单克隆抗体不是人血提取物,能够彻底消除感染血液相关传染病的风险,且剂量小、浓度高,推注阻力小,能够减轻注射时给患者造成的痛苦,特别是在儿童犬咬伤或是头面部和手指咬伤处等特殊部位注射时更容易被患者接受。总之,新型单克隆抗体的优势是更安全、更高效,联合疫苗使用保护力更持久。

88 被狗咬伤后,使用头孢类药物进行消炎是不是能预防狂犬病?

答:被狗咬伤后需要及时、规范地对伤口进行清理。如果伤口较深、污染较严重,则需要使用抗生素预防感染,后期伤口周围有红肿时也需要加用抗生素抗感染,消炎不等同于预防狂犬病,狂犬病需要注射狂犬病疫苗来预防。

89 被狗咬后的伤口出现红、肿、痛,是不是感染了狂犬病?

答:被狗咬后的伤口出现红、肿、疼痛,可能是因为过敏反应或者伤口中残留的细菌导致细菌感染,并不一定是感染了狂犬病。

90 接种完狂犬病疫苗后还需要检测相关抗体吗?

答:正常人接种完狂犬病疫苗后是否需要进行抗体检测,需要听取医生的建议。但对于以下人群,建议在接种完全程狂犬病疫苗后进行中和抗体检测:①恐狂症;②免疫力低下、长期应用免疫抑制剂的人群;③依从性差、未严格按照接种程序进行疫苗接种；④经常接触狂犬病毒或狂犬病患者的专业人员。

91　接种狂犬病疫苗后,可以自费检查抗体吗?

答：依据《狂犬病暴露预防处置工作规范（2023 年版）》，全程、规范接种狂犬病疫苗后，一般无须进行抗体检测。如需检测抗体水平，应采取快速荧光灶抑制试验、小鼠脑内中和试验等国家认证认可的检测方法。部分疾控中心可以检测该抗体，但一般不推荐在接种后进行常规抗体检测。

92　如何才能知道自己接种的疫苗是否有效?

答：要想知道接种的疫苗是否生效，可在全程疫苗接种完后半个月左右检查血清抗狂犬病毒抗体水平。如果血清抗狂犬病毒抗体是阴性，可再加强注射 2～3 针，可使抗体阳转。若不阳转，最好测定细胞免疫指标。一般全程接种了合格的狂犬病疫苗，尤其是用血清抗狂犬病毒抗体后半个月以上仍未发生狂犬病，则狂犬病疫苗免疫失败的概率极小，也就是一般不会再发生狂犬病。

93　世界上有感染狂犬病毒而被救活的人吗?

答：狂犬病的病死率几乎为 100%，能被救活的患者极少。
2004 年 9 月，美国一名 15 岁高中生吉斯(Jeanna Giese)在教堂
被一只蝙蝠咬伤了左手示指，事后她并没有去注射狂犬病疫
苗。37 天之后，吉斯出现狂犬病早期症状，被确诊为狂犬病，医
生用诱导性"冬眠"，即用麻醉药物和抗病毒药物让吉斯的大脑
麻痹，进入"假死"状态，大脑神经因萎缩无法传递信息，就可以
等待免疫系统恢复，继续帮助消灭狂犬病毒。她是用诱导性
"冬眠"成功救治的第一例狂犬病患者，然而能被救活的患者极
少，有学者认为，用这种方法之所以能救活患者，只因为蝙蝠所
携带的狂犬病毒的毒力较弱。

94　在治疗其他疾病的用药期间可以接种狂犬病疫苗吗?

答：因狂犬病的病死率近乎 100%，需要通过注射疫苗使
被咬者体内产生抗体，从而有效预防狂犬病，所以即使在其他
疾病用药期间也要首先接种狂犬病疫苗。皮质类固醇、免疫抑
制剂等会干扰机体产生抗体，影响预防接种的效果，因此应该
向用药医生咨询所用的药品是否含有这些成分。建议在接种
狂犬病疫苗期间避免使用此类药物。

第一章　狂犬病防治与案例分析

95　全球每年有多少人感染狂犬病?

答：据世界卫生组织统计,每年全球因狂犬病死亡的人数约 59 000 例,狂犬病造成的经济损失估计每年为 86 亿美元。我国是全球第二大狂犬病国家,以 2007 年狂犬病病例数最高,达到 3 300 例,疫情形势非常严峻。对此需要从预防、管理和医疗干预等多方面综合施策。

96　我国什么时候有狂犬病记载?

答：早在春秋时代,我们的祖先就认识到狂犬病的危害性,但限于医学发展水平,在很长的一段时间内,只能对疯狗采取驱赶或扑杀的手段。据《左传》记载:"十一月甲午,国人逐瘈狗。"人们追捕疯狗,疯狗逃入华臣氏的家中,众人依然紧追不舍。《左传》中还记载:"国狗之瘈,无不噬也。"这是说疯狗逮着谁就咬谁,相当霸气。在《淮南子》中亦记载:"因猘狗之惊以杀子阳。"有人利用疯狗惊吓众人之机,杀掉了一个叫子阳的人。"猘"与"瘈"两个字的写法不一,意思皆指"疯癫"。

97　我国古代用什么方法治疗狂犬病?

答：东晋时期葛洪在《肘后备急方》中提出了具体的治疗方法。首先是清洗被疯狗咬伤的伤口，"先嗍却恶血，灸疮中十壮，明日以去，日灸一壮，满百乃止。"即赶紧想办法除去污血和疯狗的口水，并用高温的"灸条"灸烤伤口，每天一次，连续一百天。若患者没发病，说明痊愈。现代医学研究表明，狂犬病毒不耐高温，在温度为 56℃ 的环境中只能生存 15～30 min，此后便失去活性，基本丧失致病能力。

98　狂犬病疫苗接种是否存在特定的年龄限制?

答：狂犬病疫苗接种没有严格的年龄限制，从婴幼儿到老年人，只要存在狂犬病暴露风险（如被疑似携带狂犬病毒的动物抓伤、咬伤，或黏膜被动物唾液污染等），都应及时接种狂犬病疫苗。

99　谁是第一个制作并使用狂犬病疫苗的科学家?

答：路易•巴斯德（Louis Pasteur），法国微生物学家、化学家,是近代微生物学的奠基人。19世纪末,路易·巴斯德研发的狂犬病疫苗首次使用,9岁的法国小孩约瑟夫·迈斯特(Joseph Meister)被狂犬咬伤14处,医生诊断后宣布孩子生存无望,路易·巴斯德亲手为梅斯特接种狂犬病疫苗。两周后,小孩转危为安。由此,路易·巴斯德成为世界上第一个能够从狂犬病致命威胁中挽救生命的伟大科学家。

100 发热了还能接种狂犬病疫苗吗?

答:狂犬病是致死性疾病,暴露后接种狂犬病疫苗没有禁忌证。在接种过程中如果出现高烧,可暂缓接种,积极治疗待高烧下降后继续接种狂犬病疫苗;如果只是低热,应积极对症治疗,疫苗接种无须暂缓。

101 饮酒后能否接种狂犬病疫苗?

答:饮酒后是可以接种狂犬病疫苗的,尤其是被狂犬病高风险动物咬伤后的第一支狂犬病疫苗,是没有禁忌的。被疑似携带狂犬病毒的动物抓伤或咬伤后有感染狂犬病的风险,必须及时接种,但在后续针剂接种期间最好不要喝酒,因为喝酒可能会诱发或加重疫苗的不良反应。

102 狂犬病既然是由狂犬病毒感染所致,为什么不能进行抗病毒治疗呢?

答:目前没有任何抗病毒药物和免疫调节剂被证实对狂犬病毒有效。尽管缺乏证据支持,但临床上仍在使用一些抗病毒药物,如α-干扰素、利巴韦林和金刚烷胺等。因利巴韦林可引起广泛的不良反应及存在免疫抑制作用,故不推荐使用。抗病毒药物的选择取决于药物的不良反应和患者(或家属)的意愿。另外,不能使用糖皮质激素,动物试验证实,糖皮质激素会缩短狂犬病的潜伏期,还可能对清除病毒所需的免疫反应产生负面影响。目前对狂犬病尚无有效的治疗方法,但有大量的实践证实,可以通过及时、规范的暴露后伤口处理、合理使用狂犬病被动免疫制剂和全程规范接种狂犬病疫苗等手段有效预防狂犬病的发病。

103 注射狂犬病疫苗之前需要抽血检查吗?

答:注射狂犬病疫苗之前,并不需要抽血化验。但是全程注射狂犬病疫苗以后可以通过抽血化验查抗体水平,主要看注射狂犬病疫苗后体内是否产生了保护性抗体。

104　注射狂犬病疫苗后会不会影响肝肾功能检验?

答:狂犬病疫苗主要通过肌内注射给予,与肝肾功能无直接关联,因为狂犬病疫苗的主要作用是激活免疫系统,而不会直接对肝肾功能造成损害。狂犬病疫苗接种后可能出现一些轻微的不良反应,如注射部位红肿、疼痛或发热等。这些不良反应与肝肾功能无关,通常在短期内可自行消失,不会对身体造成长期损害。对已有肝肾疾病或高风险个体,接种狂犬病疫苗前应进行全面评估和听取医生的建议。医生根据患者具体情况可能会调整疫苗的剂量,或者选择其他预防方法,以确保安全性和有效性。

在正常情况下,接种狂犬病疫苗对大多数人是安全的,其益处远大于风险。建议有必要注射狂犬病疫苗的患者应该积极接种狂犬病疫苗,保护自己和他人免受狂犬病的危害。

105　注射狂犬病疫苗后能做青霉素皮试吗?

答:注射狂犬病疫苗期间不能使用类固醇激素和免疫抑制

剂,其他药物则可以和平时一样正常使用。青霉素属于抗生素,并不会干扰疫苗诱导机体产生抗体的过程。因此,注射狂犬病疫苗后能做青霉素皮试。

106 被狗咬伤后担心感染狂犬病,需要注射哪些药物?

答:犬伤门诊使用狂犬病疫苗和狂犬病被动免疫制剂两种生物制品,疫苗可以让人体主动产生抗体(起效慢但持久),狂犬病被动免疫制剂可以直接提供抗体(起效快但不持久)。医疗机构的医生根据伤口处置规范决定是否使用破伤风被动免疫制剂。

107 注射狂犬病疫苗对尿液检查有什么影响吗?

答:注射狂犬病疫苗不会对尿液检查产生影响。不过有些人注射狂犬病疫苗后会出现一些常见的不良反应,如注射部位可出现红肿、疼痛、发痒等情况,有时可出现全身性反应,如轻度发热、乏力、关节肌肉酸痛、轻度头痛、腹痛等症状。反应轻微者一般不需要特殊处理。

108　狂犬病的潜伏期最长是多久？

答：当人被可能携带狂犬病毒的动物咬伤后，从病毒侵入人体到出现狂犬病临床症状的这段时间，被称作潜伏期。人狂犬病潜伏期通常为 1～3 个月，个别可短至一周左右，极少超过 1 年，潜伏期长短与狂犬病毒的毒力、侵入部位的神经分布等因素相关。病毒数量越多，毒力越强；侵入部位的神经越丰富、越靠近中枢神经系统，潜伏期就越短。

109　狂犬病疫苗和狂犬病被动免疫制剂该如何选择？

答：关于狂犬病疫苗和狂犬病被动免疫制剂的选择，需要根据患者的暴露级别来判断。Ⅰ级暴露，无须处理。Ⅱ级暴露，发病风险较低，患者及时用流动水清理伤口、消毒，并注射狂犬病疫苗即可，可以不用注射狂犬病被动免疫制剂。狂犬病疫苗属于主动免疫，通常需要经过一段时间抗体才能达到较高水平。Ⅲ级暴露，容易引起狂犬病发病，需要进行被动免疫，将狂犬病被动免疫制剂直接注射到伤口周围，以减少发病的可能性，并且需要按计划注射狂犬病疫苗。

110　注射狂犬病疫苗后能马上备孕吗?

答：如果不小心被猫、狗咬伤或抓伤且伴随着出血,需要尽快到医院注射狂犬病疫苗。注射狂犬病疫苗后,少数接种者可能出现发热、皮肤瘙痒等身体不适,此时尽量不要选择马上怀孕。狂犬病疫苗的安全性较高,注射狂犬病疫苗后要多注意局部清洁卫生。注射疫苗一段时间后,身体并没有出现其他不良反应,通常这时可以备孕,对接种者的身体也不会造成明显影响。狂犬病疫苗通常是一种灭活疫苗,将狂犬病毒灭活后进行专业调整,消除其致病性,保留其抗原性,将疫苗注射到人体内可以刺激机体,使机体产生具有保护作用的抗体而避免狂犬病发病。如果接种者是在怀孕后接种了狂犬病疫苗,此时遵医嘱通常可以保留孩子,不需要停止妊娠,但需要后续按时进行产检。

111　孕初期能不能正常接种狂犬病疫苗?

答：孕初期的大多数孕妇可以接种狂犬病疫苗,这需要结合个体情况进行综合考虑,在遵医嘱的同时做好日常护理工作。狂犬病疫苗被用于预防狂犬病,是灭活疫苗,疫苗的安全性偏高,人体在接种疫苗以后能够产生保护性抗体,对狂犬病毒能够起到抑制的作用,对体内狂犬病毒的复制可以起到控制的作用,降低狂犬病毒感染的概率。孕初期在接种狂犬病疫苗后,做好个人的护理工作,一般不会对胎儿造成刺激,胎儿可以正常生长发育。为了预防狂犬病毒对孕妇身体及胎儿产生的危害,建议远离动物,以免被狗和猫等动物抓伤、咬伤。如果被狗、猫等抓伤或咬伤,也需要及时接种狂犬病疫苗,在接种疫苗后需要观察自身情况,部分人因为个人体质原因,可能会出现疫苗相关过敏反应,出现皮肤红肿、瘙痒等症状,需要尽早遵医嘱进行抗过敏治疗。

112 备孕期间能不能正常接种狂犬病疫苗?

答:一般情况下,备孕期可以注射狂犬病疫苗。狂犬病疫苗主要用于预防狂犬病的发生,如果在备孕期有感染狂犬病毒的可能性(如被猫、狗咬伤或抓伤),需要及时注射狂犬病疫苗。在备孕期一般可以注射狂犬病疫苗,因为狂犬病疫苗属于灭活疫苗,安全性比较高,即使在备孕期怀孕,狂犬病毒通常也不会通过胎盘进入胎儿体内,不会对其身体健康造成严重损伤。在备孕期如果有感染狂犬病毒的可能,却没有及时接种狂犬病疫苗,就有可能感染狂犬病毒,对身体造成更严重的伤害。狂犬病疫苗一般不会对卵子和精子的质量产生影响,也不会对备孕产生不良的影响,所以可以放心地接种疫苗。虽然疫苗不会影响备孕,但部分患者在接种疫苗之后可能会出现头晕、乏力等症状,这可能与身体体质及耐药性有关,不用过于担心,这些症状一般持续 1～2 天就会自行消退。

113　女性在月经期能不能正常接种狂犬病疫苗?

答:一般情况下,月经期是可以接种狂犬病疫苗的。接种狂犬病疫苗没有绝对禁忌。无论在任何时期,包括月经期,当存在狂犬病暴露风险时,都应及时接种狂犬病疫苗,以预防狂犬病的发生。狂犬病疫苗是一种灭活疫苗,不会对女性的内分泌系统产生直接影响,也不会干扰正常的月经周期。同时,狂犬病疫苗的接种时机非常重要,一旦被可能携带狂犬病毒的动物咬伤或抓伤,应尽快接种疫苗,以预防狂犬病的发生。因此,即使在月经期,如果女性遇到狂犬病暴露风险时,也应毫不犹豫地接种狂犬病疫苗。如果女性在月经期出现了严重的痛经、月经量过多或其他不适症状,此时接种狂犬病疫苗可能会加重身体的不适感。但是与可能感染狂犬病毒相比,应优先考虑接种狂犬病疫苗以预防狂犬病的发生。另外,在日常生活中也要养成良好的生活习惯,注意饮食均衡,多喝水,适当进行户外运动,以增强抵抗力。

114 免疫缺陷患者如何正确接种狂犬病疫苗？

答：对于免疫功能缺陷或低下人群接触到动物的分泌物等Ⅱ级或Ⅲ级狂犬病暴露,应该严格按照Ⅲ级暴露进行处置,彻底清洁和消毒伤口,局部浸润注射被动免疫制剂,按照五针方法注射狂犬病疫苗。如果可行,应该在疫苗接种2～4周以后,检测血液中狂犬病毒综合抗体滴度,以判断是否需要额外接种疫苗。在临床上,免疫功能缺陷或低下人群发生狂犬病暴露,如人类免疫缺陷病毒携带者或艾滋病患者、先天性免疫缺陷患者,CD4$^+$细胞计数少于300个/μL者,在狂犬病疫苗接种以后,产生的综合抗体明显减弱或者检测不出,即使加倍注射被动免疫制剂也可能不会产生有效的保护性抗体。

115 猫和狗在春季为什么更容易攻击主人或路人？

答：俗语道:春天到,猫狗闹。由于春季气温、气压、湿度等出现波动变化,猫、狗等小动物的情绪也容易不稳定。如猫和狗出现情绪不稳定的情况:发情期。猫、狗在春天易发情伤人,稍有一些外界刺激就容易诱发其过强的攻击性。护崽本能。春季也是猫、狗的繁殖季节,母猫、母狗会表现出护崽行为,对外界变化更加敏感,容易产生攻击行为。即使是自家养的、平时很温顺听话的猫、狗，也可能突然性情大变攻击人。但凡符合以下情况之一者都可能有狂犬病暴露的风险，须及早处理伤口和注射狂犬病疫苗：裸露的皮肤被猫和狗轻咬；无出血的轻微抓伤或擦伤。若出现更严重的情况，如皮肤单处或多处被猫和狗咬伤、抓伤，肉眼可见皮肤出血或皮下组织等，除了要处理伤口和注射狂犬病疫苗外，还要注射狂犬病被动免疫制剂（抗狂犬病血清/狂犬病免疫球蛋白）。

116　怎样降低猫、狗在春季攻击主人的风险？

答：①远离陌生的猫和狗。不要随意逗弄、抚摸陌生的猫和狗，尤其是没有主人看管的流浪猫和狗。②看好自家宠物。外出遛狗时务必牵好狗绳，避免狗突然狂躁或与其他动物发生冲突；及时为宠物接种疫苗、做绝育手术，可以有效减少其攻击行为。③保持安全距离。即使遇到熟悉的猫、狗，也要保持安全距离，避免因突然的举动惊吓到它们而发生意外。④教导儿童。教导孩子不要随意接近、挑逗猫和狗，更不要用手去喂食或触摸它们的幼崽。⑤增强自我保护意识。当猫、狗有恐惧感时，不要用手或身体其他部位抚慰它。

117 儿童接种狂犬病人免疫球蛋白的剂量是否与成人相同?

答：接种狂犬病人免疫球蛋白对有较高狂犬病暴露风险的大人和孩子都是必要的预防措施,但接种狂犬病人免疫球蛋白的剂量并不相同,应该根据年龄、体重和免疫系统的特点来确定接种剂量。如果对狂犬病人免疫球蛋白的接种有任何疑问或担忧,应及时咨询医生。同时,家长应该密切观察儿童接种后的反应,确保儿童的健康和安全。

118 高龄老人接种狂犬病疫苗是否有额外风险?

答：高龄老人一般可以接种狂犬病疫苗。但如果高龄老人有基础疾病或身体素质较差,患有糖尿病、高血压、慢性肾病等,接种狂犬病疫苗后容易出现不良反应,如头痛、眩晕、恶心、乏力等轻微的全身反应,需要慎重。

医生提示：高龄老人接种狂犬病疫苗后需要注意的事项：①老人在接种狂犬病疫苗后可能会出现发烧、身体乏力、四肢酸痛、皮肤瘙痒,以及注射部位出现红肿、疼痛等情况;②老人在接种狂犬病疫苗前,一定要主动告知医生自身是否存在某些皮肤方面的疾病或者身体方面的疾病,以免注射疫苗后出现不适症状。

119 全球各地狂犬病暴露分级有哪些?

答: 全球各地对狂犬病暴露的分级主要依据暴露程度进行划分,通常分为三个级别:Ⅰ级暴露、Ⅱ级暴露和Ⅲ级暴露。

狂犬病暴露分级标准:

Ⅰ级暴露:无破损皮肤被动物接触,如抚摸家养犬后未洗手,或动物舔舐完整的皮肤。这些都无须特殊处理,建议用肥皂水清洗动物接触的部位。

Ⅱ级暴露:皮肤被轻微咬伤、抓伤(无出血),或破损皮肤被动物舔舐。例如,被猫抓出划痕但未渗血,应立即用肥皂水和流动清水交替冲洗伤口 15 min,并尽快接种狂犬病疫苗。若无法观察到动物情况,建议直接接种狂犬病疫苗。

Ⅲ级暴露:单处或多处穿透性皮肤咬伤/抓伤(出血),黏膜(如口腔、眼睛的黏膜)被动物体液污染,或暴露于蝙蝠(无论有无伤口)。例如,被野狗咬出血、伤口接触蝙蝠唾液。对Ⅲ级暴露除彻底清洗伤口和接种疫苗外,必须注射狂犬病免疫球蛋白(被动免疫制剂),以中和局部残留病毒。

120 不同地区的狂犬病风险有何差异?

高风险地区:主要在发展中国家和农村地区,尤其是那些有大量流浪动物和未经疫苗接种的动物的地方。这些地区的狂犬病毒传播风险较高。

低风险地区：在发达国家和城市地区，由于动物管理和疫苗接种较为完善，狂犬病毒传播风险较低。

121 狂犬病疫苗费用是否纳入医保报销？

答：狂犬病疫苗费用不纳入医保报销。根据《中华人民共和国社会保险法》和《基本医疗保险用药管理暂行办法》的规定，预防性疫苗不属于基本医疗保险基金支付的范围。因此，狂犬病疫苗作为预防性疫苗，未纳入医保药品目录，不属于医保基金支付的范围。但可以通过意外医疗险进行部分报销。意外医疗险主要保障在保险期内因意外受伤产生的医疗费。此外，如果因被狗、猫咬伤而住院治疗，相关的医疗费用可以按照住院报销政策进行报销，具体的报销比例在不同级别医院可能会有所不同。

122 在《哪吒》电影中提到的人被土拨鼠咬伤，如果发生这种情况，需要接种狂犬病疫苗吗？

答：一般情况下，被土拨鼠咬伤是要接种狂犬病疫苗的。

若有不适,建议及时就医。具体分析如下:狂犬病是一种由狂犬病毒引起的急性传染病,主要通过动物的唾液传播给人类。由于狂犬病的危害较大,且目前尚无有效的治疗方法,因此须及时接种疫苗以预防狂犬病的发生。土拨鼠属于小型哺乳动物,是有可能携带狂犬病毒的,被土拨鼠咬伤后有感染狂犬病的风险,及时接种狂犬病疫苗可以刺激人体产生免疫力,从而抵抗狂犬病毒的感染。总之,被土拨鼠咬伤后是否需要接种狂犬病疫苗取决于具体情况。在处理任何野生动物咬伤时,最好及时就医,并根据医疗专业人员的建议采取适当的预防措施。

123 3个月内再次被狗咬,还要再注射狂犬病疫苗吗?

答:根据狂犬病疫苗的接种原则,如果受伤者在上次接种后3个月内再次被狗咬伤,并且上次接种的狂犬病疫苗是有效的,那么一般情况下是不需要再次接种全程疫苗的。但是为了确保安全,还是建议加强接种两针疫苗,以增强免疫效果。

124 哪些人员应进行狂犬病疫苗的接种?

答:要接种狂犬病疫苗的人员应当是那些暴露于狂犬病毒

之下,可能感染狂犬病的人员。例如,被狐狸、狗、猫等动物抓伤或者咬伤;或者皮肤伤口被含有狂犬病毒的唾液污染,如被动物舔舐;或者医院内医务人员接触了狂犬病患者的皮肤破损处,伤口被狂犬病患者的分泌物污染,应当注射狂犬病疫苗。还有一些人员,如兽医、动物管理人员、野外工作者,可能长期暴露于狂犬病毒,存在感染狂犬病的风险,也可以注射狂犬病疫苗。在注射狂犬病疫苗之后,体内产生有效的狂犬病毒抗体,以避免感染狂犬病毒。

125　健康人与狂犬病患者接触能否感染狂犬病毒?

答:通常情况下,狂犬病极少在人与人之间传播,其主要传播途径是被患狂犬病动物咬伤、伤口遭患病动物舔舐,正常的人际交往互动并不会导致狂犬病毒的传播。不过理论上,如果有狂犬病患者咬伤健康人,也有可能把身体内的狂犬病毒传播给健康的人。如果并没有被狂犬病患者咬伤,只是正常接触狂犬病患者并不会感染狂犬病。

126　是否需要每年给爱犬注射狂犬病疫苗?

答:大多数情况下,需要每年给爱犬注射狂犬病疫苗。狂犬病疫苗产生的保护性抗体有效期大约为 1 年,超过这个时间其保护力会显著下降,因此需要每年加强接种狂犬病疫苗,以维持免疫力。然而,年龄超过 8 岁的狗或者身体状况极其虚弱的狗,建议暂停接种或减量接种疫苗。

127 狂犬病毒在外界环境中的存活力怎样?

答:狂犬病毒在体外的存活时间会受温度、湿度等条件限制,通常狂犬病毒在阴冷、潮湿的环境中可以存活几十个小时,而在高温、干燥的环境下,几分钟就可以死亡。当狂犬病毒离开机体后,病毒存活时间会明显缩短、活力明显下降。通常在 100℃高温持续 2 min、56℃加热 30~60 min,就可以将狂犬病毒灭活。常用消毒剂如甲醛、新洁尔灭、碘伏、高锰酸钾等都可以将狂犬病毒灭活,紫外线照射也可以杀死狂犬病毒。但在低温条件下,狂犬病毒活力比较强,通常在零下 70℃的环境中,或冻干后置于 0~4℃的冰箱中,狂犬病毒可以存活数年,甚至有达数十年之久。

128 目前我国狂犬病的流行形势如何?

答:目前狂犬病在我国的流行形势较为严峻,发病率有所上升。根据国家疾病预防控制局的统计数据,2024 年全国共报告狂犬病 170 例,比 2023 年的 122 例上升了 39%。这是自 2007 年以来,我国连续 17 年狂犬病发病数持续下降后的首次上升。

第二节　犬伤门诊经典案例分享

案例 1

主诉:手臂被家犬误伤 2 h。

现病史:患者,男,27 岁,抱家养犬时手臂不慎被狗的爪子划伤,患处未出血但肿痛,考虑到为新养犬,患者来院就诊,要求注射狂犬病疫苗。

既往史:无狂犬病疫苗接种史,否认慢性疾病史。

过敏史:无过敏史。

其他病史:无。

医生提醒:根据《狂犬病暴露预防处置工作规范(2023 年版)》,裸露的皮肤被轻咬,或者无明显出血的轻微抓伤、擦伤为Ⅱ级暴露。被狂犬病高风险动物如狗、猫、狼等咬或抓后,只要皮肤确实没有破损,狂犬病毒就很难通过完好无损的皮肤侵入机体,但在皮肤上留有牙印痕迹时,就不能麻痹大意。有时虽然看不到皮肤有损伤,但实际上牙印就意味着有肉眼难以觉察的皮肤损伤,狂犬病毒就有可能顺着牙印侵入人体。在此案例中,患者患处未出血但肿痛,无法判断皮肤有无破损,因此需要去医院由医生做出判断。如果有被咬破或抓破,应该立即对被抓咬部位进行消毒处理。方法:用肥皂水彻底清洗有牙印的部位,注意要在流动的清水下冲洗 15 min 以上,并涂擦碘伏、全程接种狂犬病疫苗。

案例 2

主诉:被狗咬伤 2 h。

现病史:患者,男,42 岁,就诊当天下午 18:30 左右外出遛狗未使用牵引绳,狗误入别人家院子,与院子内饲养的两只中华田园犬发生冲突,患者在分开斗殴犬的过程中被咬伤,未做任何处理,要求行狂犬病暴露后处置,前往的第一家医院没有犬伤门诊,故治疗时间有所拖延。

既往史:无狂犬病疫苗接种史,否认慢性疾病史。

过敏史:无过敏史。

其他病史:无。

医生提醒:不是所有医院(包含三甲医院及社区医院)都设有犬伤门诊。如果在上海,可使用"随申办"或"健康云"的 App 或微信小程序,查找"智慧接种"模块,通过其中的"接种点查询"功能,查找就近的犬伤门诊信息,便于尽快使伤口得到处置和接种狂犬病疫苗。

案例 3

主诉:手掌被狗咬伤 2 h。

现病史:患者,男,35 岁,患者为职业宠物店老板,在为宠物犬洗澡的过程中不慎被咬伤手掌。皮肤破裂,可见血性分泌物,已用碘伏进行消毒处理。前往医院就诊,要求注射狂犬病疫苗。

既往史:半年前接种过狂犬病疫苗,否认慢性疾病史。

过敏史:无过敏史。

其他病史:无。

医生提醒:任何一次狂犬病暴露后(咬伤、抓伤)均应首先、及时、彻底地进行伤口处置。全程接种狂犬病疫苗会产生相应的免疫,根据《狂犬病暴露预防处置规范(2023 版)》,全程接种后 3 个月内再次暴露者一般不需要加强接种;全程接种后 3 个月及以上再次暴露者,应于 0、3 天各加强接种 1 剂次狂犬病疫苗。

案例 4

主诉:右侧臀部被狗咬伤后半小时。

现病史：患者，女，16岁，在家误坐到躺在沙发上的宠物狗身上，随即被狗咬伤右侧臀部，可见伤痕，皮肤破裂，有血性分泌物，在家未做特殊处理，遂前往医院就诊。

既往史：无狂犬病疫苗接种史，否认慢性疾病史。

过敏史：无过敏史。

其他病史：无。

医生提醒：被狗咬伤后，应立即认真、彻底冲洗伤口。用肥皂水或其他弱碱性清洁剂、专业冲洗液和一定压力的流动清水交替彻底冲洗所有伤口约15 min，然后用生理盐水将伤口洗净，用无菌脱脂棉将伤口处残留液吸尽，避免在伤口处残留肥皂水或者清洁剂。当伤口较深时，需要尽可能打开伤口，并用注射器或者较高压力水流将伤口深部冲洗到位，时间持续30 min以上。在冲洗的同时不间断地用力挤压周围软组织，将污血排出体外。冲洗完毕后，可用碘伏或者75%医用乙醇等消毒液涂擦伤口，进行消毒处理。尽量将伤口敞开，不予缝合、包扎和涂抹药膏等，以利于将污染的血液和组织液排出体外。如果伤及血管出血不止，应尽快到医院做进一步处理。应尽早注射狂犬病疫苗，首次注射狂犬病疫苗的最佳时间是被咬伤后的24 h内，并联合注射破伤风抗毒素。如果伤口较为严重，还要注射狂犬病被动免疫制剂。

案例5

主诉：被家狗误伤，时间不详。

现病史：患者，男，2岁，患者与自家宠物狗一起玩，狗跳起来撞到了患者的脸，而后患者嘴角出血。患者母亲不确定是患者自己磕到了牙齿还是被狗咬伤，发现时已有一定时间，并且患者在嘴角出血后仍在狗附近，伤口有接触狗分泌物的可能性，要求为患者注射狂犬病疫苗。

既往史：无狂犬病疫苗接种史，否认慢性疾病史。

过敏史：无过敏史。

其他病史：无。

医生提醒：狂犬病暴露分级，主要如下：①Ⅰ级暴露：完整皮肤接触到动物或动物分泌物，一般没有感染狂犬病的风险，只需要清洁伤口即可，无须注射狂犬病疫苗或者免疫球蛋白。②Ⅱ级暴露：指裸露的皮肤被轻咬，或者无明显出血的轻微抓伤、擦伤。被动物抓伤、咬伤后存在破皮，没有明显出血，可以使用乙醇擦拭，如果出现疼痛，可能存在肉眼看不到的破皮。对于体表未出血的伤口，或已经闭合但尚未完全痊愈的伤口，上述伤口因为其他途径接触到动物分泌物，主要指唾液，属于Ⅱ级暴露。建议冲洗伤口，要求用肥皂水或者其他碱性液体冲洗15 min，给予一定的冲洗压力，不要垂直冲，斜着冲洗伤口，保证将进入伤口的动物唾液或其他脏东西冲出，以降低感染的风险，冲洗伤口后应尽快接种狂犬病疫苗。在特殊情况下，如艾滋病患者或使用免疫制剂的患者,其本身属于免疫缺陷人群,需要注射狂犬病被动免疫制剂。③Ⅲ级暴露:指单处或者多处贯穿性皮肤咬伤或者抓伤,或者破损皮肤被舔舐,或者开放性伤口、黏膜被唾液或者组织污染,或者直接接触蝙蝠。Ⅲ级暴露患者应立即冲洗伤口,尽早注射狂犬病被动免疫制剂并接种狂犬病疫苗。

案例6

主诉:被狗咬伤后 1 h。

现病史:患者,女,32 岁,是一名宠物医院的工作人员,在给狗抽血时不慎将针扎到了自己的手指。已用清水和肥皂水冲洗伤口数分钟,擦干后用碘伏消毒。赴医院就诊,要求注射狂犬病疫苗。

既往史:无狂犬病疫苗接种史,否认慢性疾病史。

过敏史:无过敏史。

其他病史:无。

医生提醒:由于狗体内可能携带狂犬病毒,病毒主要在狗的唾液和脑组织中,而给狗打针时不小心扎到手并流血了,此时针头上有可能携带狂犬病毒,因此该患者有感染狂犬病的风险,需要及时对伤口进行相关处理,如用肥皂水和流动清水彻底冲洗伤口 15 min,用碘伏或乙醇进行消毒等。对伤口进行清洗和消毒后，一般需要注射狂犬病疫苗，常为主动免疫制剂，能够刺激机体产生抗体，从而中和体内的狂犬病毒。针对伤口流血这种情况，还需要注射狂犬病被动免疫制剂，需要将此种药物注射在伤口周围，迅速中和狂犬病毒，通过主动免疫和被动免疫有效预防狂犬病。由于伤口相对较深，还可能有感染破伤风的风险，因此建议注射破伤风抗毒素、人破伤风免疫球蛋白等，以预防破伤风感染。

案例 7

主诉：左下肢被狗咬伤 6 h。

现病史：患者，男，20 岁。患者 6 h 前不慎踩到自家养的狗，左下肢被狗咬伤。患者不甘心被咬，为了给狗一个教训，防止狗继续咬自己，于是忍着左下肢的伤痛去攻击狗，经过几分钟"战斗"，患者左下肢多处被狗咬伤，伤口疼痛、流血，要求注射狂犬病疫苗。

既往史：无狂犬病疫苗接种史，否认慢性疾病史。

过敏史：无过敏史。

其他病史：无。

医生提醒：平时乖顺的家养宠物狗，被踩后容易暴躁咬人。被狗咬伤后，报复性攻击狗的行为不但不能给予狗"教训"，而且可能会导致自己被狗多处咬伤，此时应躲避咬人的狗，立即用肥皂水和流动水冲洗伤口 15 min 左右,随后到犬伤门诊进行处置,尽早注射狂犬病疫苗。

案例 8

主诉:头部、面部多处被狗咬伤 3 h。

现病史:患者,女,4 岁。患者家长诉家中新买了一只大型田园犬,年内未接种过狂犬病疫苗,患者看到家中新买的大型田园犬很可爱,在逗玩狗时被其咬伤,致头部、面部多处咬伤,患者家长要求给患者注射狂犬病疫苗和进行犬伤处置。

既往史:无狂犬病疫苗接种史,否认慢性疾病史。

过敏史:无过敏史。

其他病史:无。

医生提醒:无论大人还是小孩,都尽量避免抚摸、逗弄狗,特别是家有小孩时,需要时刻注意让孩子与狗保持一定距离,尽可能降低被狗伤害的风险。一旦被狗咬伤,应立即前往相关医院及时处置并注射狂犬病疫苗。

案例 9

主诉:唇部被狗咬伤 1 h。

现病史:患者,女,22岁。患者于1h前被狗抓伤唇部。狗当时正在吃东西,可能为了护食,朝着患者的嘴巴咬上去,患者左侧上嘴唇被狗咬掉一块肉,有硬币大小。当时患者吓坏了,哭得死去活来,以为自己要毁容了。患者的朋友从狗的嘴巴里把被咬下的一块肉抠了出来,放在冰袋里,连忙打车赶到医院,先注射了狂犬病疫苗,随后又到整形医院用美容线把肉重新缝合。

既往史:无狂犬病疫苗接种史,否认慢性疾病史。

过敏史:无过敏史。

其他病史:无。

医生提醒:当狗正在吃东西时,尽量不要去挑逗它,以免狗因为护食而误伤人。爱美之心人皆有之,但生命是最宝贵的,万一被狗咬下一块肉,首先要做的是到医院注射狂犬病疫苗,在有条件的情况下再把肉给"缝回来"。

案例 10

主诉:被家犬咬伤手指3h。

现病史:患者,女,60岁。在家被家犬咬伤手指,伤口无明显出血,既往未接种过狂犬病疫苗,不确定家犬是否有接种过狂犬病疫苗。

既往史:无狂犬病疫苗接种史,有类风湿关节炎,免疫力较差。

过敏史:无药物及其他过敏史。

其他病史:无。

医生提醒:该患者属于Ⅱ级暴露,由于自身存在免疫性疾病,免疫功能较差,建议按Ⅲ级暴露进行处理。按规范对伤口进行冲洗、消毒,在伤口周围使用狂犬病被动免疫制剂,规范接种狂犬病疫苗。

案例 11

主诉:鼻子被狗咬伤1h。

现病史:患者,女,5岁,患者在踏春过程中与狗狗玩耍时不慎被狗咬伤鼻子,鼻子左右侧均有伤口,无出血,嘴唇受伤情况不明,无明显不适。狗看上去无明显异常,狗年龄较小,未接种狂犬病疫苗。患者无狂犬病疫苗接种史,现来院要求注射狂犬病疫苗。

既往史:无狂犬病疫苗接种史,正常接种国家计划免疫疫苗,否认外伤史。

过敏史:无过敏史。

其他病史:无。

医生提醒:猫、狗在春季容易性情大变,爱宠可能化身"小恶魔"伤及家中小孩和老人。到了春季,猫、狗等宠物进入了发情期,性情比较暴躁。最近不少"铲屎官"都在说:"一到春天怎么我家的猫猫狗狗像换了一样,原本温驯可爱,现在特别暴躁,甚至有时候还会想咬人。"其实,春天本就是猫狗们"发情"的季节,处于发情期的它们脾气非常暴躁,攻击性也很强,而人们到了春天衣服也会穿得比较薄,很容易被抓咬受伤。

案例 12

主诉:右手被狗咬伤红肿 4 天。

现病史:患者,男,53 岁,4 天前被自家狗咬伤右手拇指,当时手指少许出血后结痂,未予重视,4 天来右手拇指红肿逐渐加重,疼痛难忍,遂来就医,自诉之前经常被自家狗抓咬伤而出现一些小伤口,从未有过伤口红肿的情况,怀疑自己是否感染了狂犬病。

既往史:3 年前有狂犬病疫苗接种史,无其他慢性疾病。

过敏史:无过敏史。

其他病史:无。

医生提醒:患者右手拇指明显肿胀,可见脓性分泌物,予以急诊清创切开引流,注射狂犬病疫苗,并积极抗感染治疗,一周后红肿好转,对伤口分泌物的细菌培养提示"多杀巴斯德菌"。多杀巴斯德菌属于巴斯德菌,常存在于狗、猫等动物口腔,被动物咬伤后容易感染此病菌,严重的可致脓毒症。在被猫、狗咬伤后，应加强对伤口的处理，及时就医，规范接种狂犬病疫苗，必要时要预防性应用抗生素。

案例 13

主诉：手臂被狗抓伤一周。

现病史：患者，女，36岁。患者在和自家狗一起玩耍时，不小心被其抓伤右手手臂，伤口出血，未做任何处理，因看到有关狂犬病的报道，害怕自身感染狂犬病，遂来院就医。

既往史：无狂犬病疫苗接种史，否认慢性疾病史。

过敏史：无过敏史。

其他病史：无。

医生提醒：被犬咬伤后一周内仍然可以接种狂犬病疫苗。虽然狂犬病疫苗原则上是越早接种效果越好，但即使超过24h，甚至一周后接种仍然有效。狂犬病的潜伏期通常为1～3个月，甚至更长，因此在病毒尚未抵达中枢神经系统之前接种疫苗，仍可刺激机体产生抗体，中和病毒。

案例 14

主诉：会阴部被狗咬伤1h。

现病史：患者，男，56岁。患者因天气炎热，于是在家给狗洗澡，但洗澡时狗不配合操作，一时急躁咬伤了患者的会阴部。患者伤口出血，未做任何处理，用毛巾压迫伤口后到医院就医。

既往史：无狂犬病疫苗接种史，否认慢性疾病史。

过敏史：无过敏史。

其他病史：无。

医生提醒：狗在感到压力或恐惧时，或者感到疼痛、身体不适时，特别是在炎热天气或不熟悉的环境，容易受到惊吓从而产生攻击行为。在给狗洗澡时，尽量为狗提供安全、舒适且稳定的环境，避免让它受到惊吓。被狗咬后应在第一时间用肥皂水和流动清水彻底清洗伤口15 min，然后前往就近的犬伤门诊就诊。

案例 15

主诉：手指被野猫咬伤1 h。

现病史：患者，女，24岁，经常投喂一只流浪猫，在一次喂食野猫时被咬伤手指，患处轻微出血，并伴红肿，已用清水冲洗数分钟，并自行擦拭碘伏消毒，随后就诊，要求注射狂犬病疫苗。

既往史：无狂犬病疫苗接种史，否认慢性疾病史。

过敏史：无过敏史。

其他病史:无。

医生提醒:生活中接触陌生动物时,应保持警惕,避免突然伸手逗弄动物,尤其是动物进食、休息时,防止被意外抓咬。尽量避免与流浪猫等密切接触,若发现流浪动物,不要随意投喂、抚摸,降低狂犬病暴露风险。

案例 16

主诉:手被家猫抓伤 1 h。

现病史:患者,女,28 岁,患者在给家猫剪指甲时家猫挣扎,在挣扎的过程中家猫的指甲划伤患者手部,患处破损并出血,考虑家猫未接种过疫苗,患者进行简单的伤口处理后来院要求注射狂犬病疫苗。

既往史:无狂犬病疫苗接种史,否认慢性疾病史。

过敏史:无过敏史。

其他病史:无。

医生提醒:狗是我国狂犬病的主要传染源,占 95％以上,其次是猫。今后给宠物剪指甲时,建议使用宠物保定袋等工具,避免直接接触。定期给宠物接种狂犬病疫苗,降低自身感染狂犬病的风险。若不慎被动物抓咬,立即进行规范的伤口处理,并尽快就医。

案例 17

主诉：右手手指被猫抓伤 8 h。

现病史：患者，女，22 岁，患者 8 h 前在路上遇到睡觉的野猫，在逗弄时惹怒了野猫，被其爪子划破右手手指皮肤。被猫抓伤后伤口流血，已用清水和肥皂水冲洗数分钟。抓伤 2 h 后用碘伏消毒，抓伤 8 h 后仍不放心，遂扑院就诊，要求注射狂犬病疫苗。

既往史：无狂犬病疫苗接种史，否认慢性疾病史。

过敏史：无过敏史。

其他病史：无。

医生提醒：野猫携带狂犬病毒的可能性相对于家猫更大，即野猫携带狂犬病毒的概率要大于家养宠物猫，因此被野猫抓伤后感染狂犬病的风险更高。被野猫抓伤后应该及时接种狂犬病疫苗。

案例 18

主诉：被猫咬伤 24 h。

现病史：患者，女，20 岁，昨日患者在喂食自家宠物猫时不慎被其抓伤手指。伤口出血，已用清水和肥皂水冲洗数分钟。患者认为自家宠物猫接种过疫苗，且未出过门，身体健康，故患者在被猫抓伤后并没有第一时间去犬伤门诊就诊。今早伤口红肿、疼痛,遂前往医院就诊。

既往史:无狂犬病疫苗接种史,否认慢性疾病史。

过敏史:无过敏史。

其他病史:无。

医生提醒:被猫抓伤后是否需要接种狂犬病疫苗,这需要根据抓伤的情况而定。如果只是轻微的表皮擦伤,一般不会感染狂犬病,不需要注射疫苗。但如果是深部抓伤或者猫的口水接触到伤口,就有可能感染狂犬病,需要在医生的指导下规范处置伤口和接种狂犬病疫苗。

被猫抓伤后的正确处理方法也非常重要。首先,及时用肥皂水和流动水清洗伤口,再在伤口上涂抹碘伏或者用乙醇消毒。其次,要去医院进行伤口的检查,根据伤口深度、大小和位置等情况,医生会决定是否需要进行狂犬病疫苗接种。

提醒大家,预防胜于治疗,平时要注意避免被猫抓伤。可以通过剪猫的爪子、不让猫接触野外动物等方式预防猫感染狂犬病。总之,被猫抓伤后需不需要注射狂犬病疫苗,这需要根据具体情况而定。如果伤口比较严重,一定要及时去医院接受治疗。平时要注意预防,避免被猫抓伤。

案例 19

主诉：小腿被猫抓伤 2 h。

现病史：患者，女，19 岁，在猫咖时看到两只公猫在打架，不慎被其误伤小腿，伤口出血，已用清水和肥皂水冲洗数分钟。赴院就诊，要求注射狂犬病疫苗。

既往史：无狂犬病疫苗接种史，否认慢性疾病史。

过敏史：无过敏史。

其他病史：无。

医生提醒：越来越多的宠物店、撸宠游乐场、猫咖、狗咖等消费场所逐渐涌现。很多喜爱宠物的人士经常会去猫咖、狗咖撸撸猫，摸摸小动物。尽管宠物呆萌可爱、性格温顺，但仍存在各种不可控因素，小心被萌宠抓伤。若不小心被抓伤，须及时注射狂犬病疫苗。

案例 20

主诉：右手被猫咬伤 8 h。

现病史：患者，女，26 岁。患者 8 h 前不小心被一只流浪猫抓伤右手，因在外面没有肥皂水，患者的男朋友看到后很慌张，想到了电视剧里被蛇咬后可以通过吸吮伤口把毒素吸出来，就用嘴吸了患者的伤口。随后患者在男朋友的陪同下注射了狂犬病疫苗,医生告知患者的男朋友确诊Ⅲ级暴露,也需要注射狂犬病疫苗。患者的男朋友不仅要注射狂犬病疫苗,还要额外注射狂犬病免疫球蛋白。

既往史:无狂犬病疫苗接种史,否认慢性疾病史。

过敏史:无过敏史。

其他病史:无。

医生提醒:被可疑动物咬伤后,用嘴吸伤口不仅不能解"毒",还属于Ⅲ级暴露,需要注射狂犬病疫苗。规范处理被咬后伤口的方式是用肥皂水和流动清水彻底清洗 15 min,然后到附近犬伤门诊及时接种狂犬病疫苗。

案例 21

主诉:右手被野猫抓伤约 3 天。

现病史:患者,女,20 岁。3 天前患者在小区内喂流浪猫时被抓伤右手背,无明显出血,未在意,未做特殊处理,现伤口处及右前臂皮肤出现红肿,遂来院就诊。

既往史:无狂犬病疫苗接种史,否认慢性疾病史。

过敏史:无药物过敏史。

其他病史:无。

医生提醒:考虑患者为"猫抓病"。猫抓病是由汉赛巴尔通体经猫等动物抓、咬后侵入人体而引起的感染性疾病,临床表现多变,多以局部皮损及引流区域淋巴结肿大为主要特征,病程呈自限性。该患者所患猫抓病不严重,无须特殊处理,但需要规范接种狂犬病疫苗。遇到类似情况须及时冲洗、消毒伤口并按规定接种狂犬病疫苗。

案例 22

主诉:面部被猫抓伤1h。

现病史:患者,女,22岁,不慎被家猫抓伤面部1h,右上眼睑部及下眼睑黏膜有伤口,无出血,眼睛视力无影响,无明显不适。猫看上去无异常,猫年龄较小,未接种狂犬病疫苗。患者无狂犬病疫苗接种史,现来院要求注射狂犬病疫苗。

既往史:无狂犬病疫苗接种史,否认慢性疾病史。

过敏史:无过敏史。

其他病史:无。

医生提醒:被家养动物致伤感染狂犬病的风险相对较小,但伤口在患者的头面部,再加上眼睑黏膜也有伤口,需要按Ⅲ级暴露处理。首先,对眼睑伤口进行规范冲洗、消毒,在眼睑处伤口周围使用狂犬病被动免疫制剂浸润注射;其次,对于黏膜处伤口,可先用注射器抽取生理盐水进行冲洗,然后在黏膜处伤口使用狂犬病被动免疫制剂冲洗或涂抹;最后,规范接种狂犬病疫苗。犬伤门诊处置结束后,建议患者至眼科做进一步检查。

案例 23

主诉:右侧颈部被猫抓伤 2 h。

现病史:患者,女,22 岁,患者下班回家后在与猫亲密的过程中被猫抓伤右侧颈部,伤口出血,已用清水和肥皂水冲洗数分钟。赴院就诊,要求注射狂犬病疫苗。

既往史:无狂犬病疫苗接种史,否认慢性疾病史。

过敏史:无过敏史。

其他病史:无。

医生提醒:平时应了解自家猫的健康状况,确保猫按时接种狂犬病疫苗等常规疫苗,这不仅可以保护猫自身的健康,也能降低主人感染狂犬病的风险。

案例 24

主诉:手臂被猴子咬伤 10 h。

现病史:患者,男,12 岁。暑假在景区游玩时被猴子抓伤手臂,手臂被抓出几道血痕。遂前往医院犬伤门诊就诊。

既往史:无狂犬病疫苗接种史,否认慢性疾病史。

过敏史:无过敏史。

其他病史:无。

医生提醒:暑假正处于炎热夏季,许多动物因为天气炎热而出现烦躁情绪,容易被激怒,再加上夏天游客衣衫单薄,被动物抓、咬时更容易受伤,所以去动物景区游玩时注意保护自己,尽量避免靠近景区里的动物。该病例的伤口属于Ⅲ级暴露,除了注射狂犬病疫苗外,还需要注射狂犬病被动免疫制剂。

案例 25

主诉:右手大拇指被仓鼠咬伤12 h。

现病史:患者,男,5岁。12 h前在给仓鼠换新家时,因抓仓鼠不当,右手大拇指被其咬伤,伤口有少量出血,未挤压伤口,仅简单冲洗伤口。当时未重视,次日才决定来院注射狂犬病疫苗。

既往史:无狂犬病疫苗接种史,正常接种国家计划免疫疫苗,否认外伤史。

过敏史:无过敏史。

其他病史:无。

医生提醒:仓鼠虽小,但咬人可不是小事。我国狂犬病的主要传染源是狗,占95%以上,其次是猫。被啮齿动物咬伤后感染狂犬病的风险相对较低,但仍有可能感染某些细菌或病毒,从而引发感染甚至导致严重后果。被宠物仓鼠咬伤后导致死亡的事件时有发生,被咬伤后应予以高度重视,规范冲洗、消毒伤口,及时到附近正规医院的犬伤门诊咨询。

这起案例提醒人们，在饲养宠物时必须高度重视安全。无论是猫、狗，还是仓鼠等小型宠物，都有可能携带病菌并对人类造成伤害。因此，在与宠物接触时应注意个人卫生，并定期为宠物进行健康检查。

案例 26

主诉：豚鼠咬伤手指 2 h。

现病史：患者，女，10 岁。2 h 前在给豚鼠喂食的过程中，患者的右手示指被豚鼠咬伤，伤口小，少量出血，已用清水和肥皂水冲洗数分钟。赴院就诊，要求注射狂犬病疫苗。

既往史：无狂犬病疫苗接种史，否认慢性疾病史，否认外伤史。

过敏史：无过敏史。

其他病史：无。

医生提醒：豚鼠属于温血动物，其体内携带狂犬病毒的概率比较小，但仍有可能会携带狂犬病毒。如果被豚鼠抓伤或咬伤，可能会导致狂犬病毒感染。被豚鼠咬伤后，建议尽早接种狂犬病疫苗，出血的创口周围需要注射狂犬病人免疫球蛋白。首先，狂犬病疫苗的接种适用于大部分啮齿类动物的咬伤或抓伤，豚鼠属于啮齿类动物。其次，被豚鼠咬伤属于Ⅱ级或Ⅲ级暴露。考虑其处理原则，需要接种狂犬病疫苗。如果被豚鼠咬伤，皮肤无出血，原则上属于Ⅱ级暴露。需要用乙醇擦拭被咬处以判断是否出现皮肤破损,如果有破损,一般需要接种狂犬病疫苗。处理流程:需要立即用肥皂水和流动的清水反复冲洗创口,冲洗时间不少于 15 min。冲洗后的创口可以用碘伏进行消毒,再用无菌纱布覆盖创口进行包扎,不宜使用创可贴或敷料包扎创口,以免透气性差而造成感染。如果被咬伤后表现为肉眼可见出血,除需要进行上述处理外,还应及时就医,接种狂犬病疫苗。

案例 27

主诉:右手手指被老鼠咬伤 2 h。

现病史:患者,女,18 岁。患者为一名女大学生,2 h 前抓住一只从下水道蹿出的老鼠,老鼠咬伤了患者的右手手指。患者感觉被老鼠挑衅了,想报复回去,遂反咬老鼠的头部,自述嘴唇有伤口,要求行狂犬病及破伤风治疗。

既往史:无狂犬病疫苗接种史,否认慢性疾病史。

过敏史:无过敏史。

其他病史:无。

医生提醒:虽然人在遇到危险或伤害时会本能地进行自我保护,但老鼠携带多种传染性病毒,被老鼠咬伤有可能感染狂犬病。被咬伤后应该及时去医院规范处理伤口,观察 2 周。如果出现发热、感冒等症状,应及时到医院就诊。

案例 28

主诉:右手示指被鹦鹉咬伤 2 h。

现病史:患者,女,25 岁。2 h 前在给鹦鹉喂食时,患者右手示指被鹦鹉咬伤,有伤口且出血,已用清水和肥皂水冲洗数分钟。赴医院就诊,要求注射狂犬病疫苗。

既往史:无狂犬病疫苗接种史,否认慢性疾病史,否认外伤史。

过敏史:无过敏史。

其他病史:无。

医生提醒:右手示指被鹦鹉咬伤后,首先需要进行伤口处理和消毒。可以使用碘伏、医用乙醇或过氧化氢等消毒液对伤口进行消毒,以预防感染。如果伤口较深或有出血,建议及时就医,进行清创处理和必要的缝合治疗。一般被鹦鹉咬伤并不需要接种狂犬病疫苗,因为鹦鹉不属于哺乳动物,不会携带狂犬病毒。如果伤口较深或伴有红肿、疼痛等症状,建议咨询医生是否需要注射破伤风抗毒素以预防感染。

案例 29

主诉:右手手指被鹦鹉咬伤 2 h。

现病史:患者,男,6 岁。家里新买了两只虎皮鹦鹉,患者

2 h 前在给鹦鹉喂食时被鹦鹉咬伤右手手指,伤口流血不止,家人将患者带到医院就诊,咨询是否需要注射狂犬病疫苗。

既往史:无狂犬病疫苗接种史,否认慢性疾病史。

过敏史:无过敏史。

其他病史:无。

医生提醒:被鹦鹉咬伤后,不需要接种狂犬病疫苗。鹦鹉作为鸟类,不是狂犬病毒的宿主,一般不会携带狂犬病毒。但需要注意的是,因患儿伤口较深、出血较多,需要对伤口进行消毒处理,以预防其他病菌感染。

案例 30

主诉:结肠癌患者小腿被狗咬伤 2 h。

现病史:患者,女,69 岁。在小区散步时患者被狗隔着衣服咬伤小腿,伤口可见印记,未见明显出血,未找到狗的主人。患者目前为肠癌术后正在化疗中,遂赴医院就诊,咨询能否接种狂犬病疫苗。

既往史:无狂犬病疫苗接种史,有肠癌手术病史,目前化疗中。

过敏史:无过敏史。

其他病史:结肠癌术后。

医生提醒:狂犬病一旦发病,病死率几乎达 100%,狂犬病毒疫苗接种没有绝对禁忌。该患者被狗咬伤未出血,暴露级别为Ⅱ级,但其目前处于肠癌术后化疗阶段,免疫力较差,建议按Ⅲ级暴露处理。对伤口进行规范冲洗和消毒处理,在伤口周围注射狂犬病被动免疫制剂,并按规范接种狂犬病疫苗。

案例 31

主诉:右手手指被兔子咬伤 1 h。

现病史:患者,女,8 岁。患者为小学生,1 h 前在游乐园游玩,给一只兔子喂食时,因太激动而将手指深入兔子口中,兔子咬伤患者右手手指,伤口出血,家属将患者带到医院就诊,要求行狂犬病及破伤风治疗。

既往史:有狂犬病疫苗接种史,否认慢性疾病史。

过敏史:无过敏史。

其他病史:无。

医生提醒:一般情况下,被兔子咬伤不需要接种狂犬病疫苗。目前还没有发现被兔子咬伤导致人感染狂犬病的证据。但如果被兔子咬伤,建议立即对伤口进行处理,使用肥皂水或其他弱碱性清洁剂和流动清水交替彻底清洗伤口至少 15 min,然后用碘伏或乙醇进行消毒。如果伤口较深或面积较大,需要考虑注射破伤风抗毒素,以预防破伤风感染。

第三章
狂犬病疫苗与被动免疫制剂

第一节　狂犬病疫苗和被动免疫制剂的发展历程

　　狂犬病疫苗可用于暴露前和暴露后预防狂犬病,为了消灭狂犬病,狂犬病疫苗研发至关重要。19世纪末,路易·巴斯德利用减毒的狂犬病毒制备出有效的疫苗并首次用于人体免疫,开创了人用狂犬病疫苗的发展史。人用狂犬病疫苗的发展经历了从传统的神经组织疫苗到现行的以组织培养疫苗为主的过程,并且正在应用现代生物技术不断改进和发展。

　　巴斯德用含有多次传代的狂犬病毒的兔脊髓制成了狂犬病疫苗,为一名9岁男孩进行暴露后处理并获成功。Fermi改进了巴斯德的方法,用酚处理脑组织,但悬液有残余毒力;Semple在此基础上做了进一步改进,将脑组织悬液于37℃用酚固定、灭活,制备出无毒性的Semple疫苗,而后Hempt又补加乙醚处理,进一步确保疫苗无毒性,目前在部分发展中国家仍广泛使用。我国曾使用羊脑制备Semple疫苗,后被原代地鼠肾细胞狂犬病疫苗取代。Fuenjalida和Palacios建议用狂犬病毒脑内接种 3～5 日龄的新生鼠，并在接种后 4 天收鼠脑制备疫苗。该疫苗在过去 40 多年里在南美洲广泛使用，少数人在接种后产生并发症。Peck 建议让狂犬病毒在鸡或鸭胚卵黄囊中生长以制备鸭胚疫苗，用于减少神经麻痹的发生，该疫苗曾在美国等国家广泛使用，后因效力有限，美国停止使用。后来瑞士血清疫苗研究所通过区带离心除去疫苗中的鸟类蛋白，生产纯化的鸭胚疫苗，该疫苗目前在亚洲、非洲、南美洲一些国家使用。

包括新生鼠脑疫苗在内的神经组织疫苗主要存在下列问题：①免疫原性弱，含有神经麻痹因子，其中有含有残余的活感染病毒。②山羊和绵羊在用于疫苗生产时可能会被潜伏的病毒感染。因此，世界卫生组织专家委员会在报告中支持限制和放弃生产脑组织疫苗，并极力提倡使用灭活的细胞培养疫苗。

一、人用狂犬病疫苗的发展及研制情况

（一）人用狂犬病疫苗的发展历程

人用狂犬病疫苗的发展经历了神经组织疫苗、禽胚组织疫苗、细胞培养疫苗、新型佐剂疫苗和基因工程疫苗等不同的发展阶段。

1. 神经组织疫苗

神经组织疫苗是将狂犬病毒固定株接种到哺乳动物脑内，使病毒在脑内增殖。注射此类疫苗后机体不良反应严重，可引发脑脊髓炎和多发性神经炎。后经证实，引起机体出现不良反应的是羊脑中的髓磷脂碱性蛋白。随后人们发现,这些问题可以通过采用新生哺乳小鼠的脑组织生产疫苗来解决,因为导致这些不良反应的物质在小鼠的胚胎和新生神经组织中几乎不存在。

2. 禽胚组织疫苗

虽然研究者们后来对神经组织疫苗在制备方法上进行了改进,但是仍没有完全去除髓磷脂等脑组织成分,相关严重不良反应仍有报道。解决这一问题的另一种方法是采用禽胚组织,即用鸡胚或鸭胚作为生产狂犬病疫苗的媒介。通过鸡胚细胞生产的狂犬病疫苗主要是进口疫苗,国内在 2019 年之后没有该类疫苗的批签发。

3. 细胞培养疫苗

世界卫生组织推荐使用的人用狂犬病疫苗主要为细胞培养疫苗,分为原代细胞培养疫苗和传代细胞培养疫苗。我国当前使用的人用狂犬病疫苗均为细胞培养疫苗,大多数是以 Vero 细胞为培养基质,只有少数是以地鼠肾细胞和人二倍体细胞为培养基质。

4. 新型佐剂疫苗

佐剂能够增强机体对疫苗的免疫应答,以低剂量抗原诱导细胞免疫或体液免疫达到保护要求,其自身无抗原性。目前市售的狂犬病疫苗中没有含佐剂的疫苗,需要高浓度的抗原才能达到免疫效果,导致狂犬病疫苗成本昂贵。因此,开发安全、高效的新型佐剂狂犬病疫苗是狂犬病疫苗研发的一个重要方向。

佐剂的使用可以增强狂犬病毒中糖蛋白对机体的刺激,提高疫苗的免疫原性,加快免疫应答,减少所需剂量。

在佐剂应用中,较为常用的是铝佐剂。虽然铝佐剂狂犬疫苗可延缓抗原清除、缓释免疫原,使免疫后期的抗体滴度大幅提升,但因对狂犬病暴露后早期的防治不利而逐渐被冻干灭活疫苗替代。人们开始寻找适用于狂犬病疫苗的新型佐剂,目前研究最多的佐剂是纳米铝佐剂、免疫调节分子类佐剂、皮卡佐剂和 CpG 寡脱氧核苷酸佐剂。纳米铝佐剂表面积大、黏附力强,能大幅提高疫苗的免疫应答,减少不良反应的发生。皮卡佐剂由聚胞嘧啶核苷酸、聚次黄嘌呤核苷酸、卡那霉素、氯化钙合成,已在动物试验上取得较好的效果。CpG 寡脱氧核苷酸佐剂是由非甲基化胞嘧啶和鸟嘌呤通过磷酸二酯键连接成非甲基化的二核苷酸,几乎对所有蛋白抗原均具有佐剂活性,是一种理想的疫苗佐剂,已被美国食品药品监督管理局批准用于乙型肝炎疫苗。

5. 基因工程疫苗

处于研发阶段的狂犬病基因工程疫苗有新型灭活疫苗、新型活载体疫苗、核酸疫苗、病毒样颗粒疫苗、亚单位疫苗等。在基因工程疫苗中,核酸疫苗近年来备受关注。核酸疫苗具有在免疫后原位表达抗原来模拟感染的能力,并可诱导体液和细胞免疫应答,因此被广泛用于多种疾病防控。核酸疫苗的优势包括稳定性高、生产成本低、易于开发和纯化,与纯化的蛋白疫苗或病毒疫苗相比,其规模化生产要简单得多。

狂犬病核酸疫苗分为狂犬病 DNA 疫苗和狂犬病 RNA 疫苗。狂犬病 DNA 疫苗是将狂犬病毒糖蛋白基因连接到真核表达载体上,通过宿主细胞翻译表达狂犬病毒糖蛋白刺激机体产生抗体,达到免疫的效果。狂犬病 RNA 疫苗是将狂犬病毒糖蛋白的编码框构建成能独立翻译 mRNA 作为免疫原的新型疫苗。

(二)人用狂犬病疫苗的研制情况

19 世纪末,法国科学家路易·巴斯德首次成功发明了人用狂犬病疫苗,从此开启了狂犬病的防治工作。20 世纪 60 年代,狂犬病疫苗的研制取得了重大进展,这种疫苗由细胞培养和灭活的狂犬病毒制成。纯化 Vero 细胞狂犬病疫苗自 1985 年以来一直被用于狂犬病预防。人二倍体细胞疫苗为美国 Wistar 研究所首创,随后法国 Merieux 研究所于 1974 年获得生产许可。2014 年国产的人二倍体细胞狂犬病疫苗在国内获得生产许可,目前国内多家企业研发的人二倍体细胞狂犬病疫苗有望在近年内上市,人二倍体狂犬病疫苗预计会成为国内狂犬病疫苗接种的新趋势。随着现代生物技术发展,出现多种新的狂犬病疫苗制备机制,其中大部分处于研发阶段,也有不少新型人用狂犬病疫苗已进入临床研究阶段。

2018 年一项研究表明,在小鼠试验中,相较于普通铝佐剂狂犬病疫苗,纳米铝佐剂诱导狂犬病毒中和抗体(rabies virus neutralizing antibody,RVNA)产生的时间更早、活性更强。纳米铝佐剂有望成为开发高效狂犬病疫苗的候选佐剂。人用皮卡佐剂狂犬病疫苗已在新加坡完成二期临床试验,此前已在一期临床研究中证明了其安全性和免疫原性。佐剂有助于刺激机体产生高滴度中和抗体,人二倍体细胞狂犬病疫苗(HDCV)或铝佐剂狂犬病疫苗联合非甲基化,即 HDCV - CpG 能刺激小鼠更早产生狂犬病毒中和抗体,提高血清抗体阳性转化率,与单独的人二倍体细胞狂犬病疫苗或铝佐剂狂犬病疫苗相比提高了狂犬病毒中和抗体的水平,研究表明,非甲基化 CpG 有望成为狂犬病疫苗的候选佐剂。此前有研究表明,CpG 寡脱氧核苷酸佐剂可增强狂犬病疫苗的免疫效果,但 CpG 寡脱氧核苷酸佐剂有种属特异性,因此,动物实验和人体试验的结果可能存在差异,而临床试验的数据尤为重要,需要更多的研究证明 CpG 寡脱氧核苷酸佐剂在人用狂犬病疫苗中的安全性和稳定性。目前我国长春卓谊生物股份有限公司研发的冻干人用 CpG 寡脱氧核苷酸佐剂狂犬病疫苗已于 2022 年年初申请临床试验,其人体安全性和免疫效果有待临床数据证实。

近年来,人用狂犬病疫苗研究取得了很大的进展,狂犬病防控压力较大的国家(尤其是亚洲国家)也推动了狂犬病疫苗的研发。世界卫生组织计划在 2030 年消灭犬介导的狂犬病,至今疫苗仍是消灭狂犬病最有效的方法。人用疫苗以安全为首,目前人用狂犬病疫苗均为灭活疫苗,研发出安全性高、成本低、长效的狂犬病疫苗是人用狂犬病疫苗的发展方向。其中,狂犬病新型佐剂疫苗和 mRNA 疫苗目前最有希望替代传统疫苗,在狂犬病疫苗的研制中已取得了阶段性进展,部分研究已经进入临床阶段。在临床试验的报道中,上述疫苗有较好的免疫原性,但均会引起不同程度的不良反应,而确保接种者安全是研发疫苗的首要条件。

二、狂犬病被动免疫制剂现状和研发进展

(一)狂犬病免疫球蛋白

从狂犬病疫苗注射到产生有效抗体需要约 14 天时间,在产生有效抗体前约 2 周的窗口期需要狂犬病被动免疫制剂(如狂犬病免疫球蛋白)中和伤口附近可能存在的狂犬病毒。注射狂犬病免疫球蛋白后能够立即中和伤口局部的大部分病毒,阻止病毒扩散及侵入神经系统。狂犬病免疫球蛋白的半衰期为 14～21 天,可为疫苗诱发主动免疫赢得时间。狂犬病被动免疫制剂和疫苗联合应用,可以最大限度地预防狂犬病的发生。

目前市场上的狂犬病免疫球蛋白有两种。一种是马源狂犬病免疫球蛋白:是从狂犬病毒免疫马匹采集血浆,经胃酶消化后,用硫酸铵盐析法制得的液体或冻干的免疫球蛋白制剂。因其属于异源性蛋白,注射后过敏反应多见,程度轻重不一,严重者可致人死亡。另一种是狂犬病人免疫球蛋白:先用乙肝疫苗免疫健康人,再经人用狂犬病疫苗免疫获得血浆,经提取、灭活病毒制成狂犬病人免疫球蛋白。其缺点是来源有限、价格昂贵;优点是一般无不良反应,少数人有红肿、疼痛感,但无须特

殊处理,可自行恢复。

马源狂犬病免疫球蛋白和狂犬病人免疫球蛋白供应量有限,价格偏高,在狂犬病呈地方性流行的不发达地区难以普及。且疫苗联合狂犬病人免疫球蛋白或马源狂犬病免疫球蛋白应用并不能干预所有狂犬病毒属血清型感染。

(二)狂犬病单克隆抗体

特异性的单克隆抗体相较于狂犬病免疫球蛋白具有安全性好、特异性强、用量小、成本低、可大量生产等优点。其效果与狂犬病人免疫球蛋白近似,适用于暴露后治疗,临床应用前景广阔。一个单克隆抗体只能识别一个抗原表位,因此一般将数个单克隆抗体混合使用。世界卫生组织推荐开发抗狂犬病G蛋白的单克隆抗体并且使用多个抗体混合制剂以替代现有的狂犬病人免疫球蛋白或马源狂犬病免疫球蛋白。

下列为国内外目前处于开发阶段的狂犬病单克隆抗体。

MassBiologics 和 Serum Institute of India 共同开发的RAB1(I7C7),该单克隆抗体的表达细胞是 CHO,结合的抗原表位在胞外区免疫原性区域Ⅱ。该单抗虽不能结合狂犬病毒所有血清型的 G 蛋白,但对绝大多数已知的狂犬病毒血清型中和效果良好,目前印度正在进行二期与三期临床试验。

荷兰的 Crucell 公司开发了一种单克隆抗体混合物,包含两种单克隆抗体(CR57 和 CR4098),两个单抗结合表位分别位于免疫原性区域Ⅰ和Ⅲ,表达细胞为 PER. C6。虽然这两种抗体联合使用可以结合绝大部分狂犬病毒株,但因抗体不能中和所有狂犬病毒毒株而暂时终止二期临床试验。考虑到不同区域狂犬病毒流行株的差异,该单克隆抗体混合制剂依然有巨大的开发价值。

RVC20 和 RVC58(分别结合位于免疫原性区域Ⅰ和Ⅲ的表位)为抗狂犬病毒 G 蛋白单克隆抗体,表达细胞为 PER.C6,可以中和 35 种狂犬病毒,效果优于 CR57,CR4098 和 RAB1,目前处于临床研究前期。

SYN023(CTB011 和 CTB012 单抗的混合制剂)是人源化抗狂犬病毒 G 蛋白单抗混合物,与狂犬病人免疫球蛋白在动物中的保护效果相当。表达细胞为 CHO - DG44,在动物试验中接种剂量 0.03 mg/kg 即可达到保护效果。CTB011 结合表位为免疫原性区域Ⅲ及其附近区域,CTB011 结合表位为多个不连续的保守的氨基酸形成的空间表位,不属于已经报道的 G 蛋白免疫原性区域。初步研究表明,SYN023 可以中和中国流行的 15 株狂犬病毒毒株和北美地区流行的 12 株狂犬病毒毒株,目前处于临床研究前期。

我国目前在人源抗狂犬病毒 G 蛋白单克隆抗体方面的研究处于世界前列。国内多家学术科研机构报道了抗狂犬病毒 G 蛋白单克隆抗体的制备、鉴定及中和作用效果。其中,华北制药集团从 2003 年开始进行人源抗狂犬病毒单克隆抗体(NM57)的研发工作,已得到了高水平表达工程细胞株,对制备得到的 HuMAbs 纯品进行了充分鉴定,用狂犬病毒标准攻击毒株(CVS)以及中国有代表性的街毒株进行了中和试验,结果显示 NM57 对狂犬病毒有明确的中和作用。同时,在街毒株的攻击实验中,显示了优于市售狂犬病人免疫球蛋白的保护率。NM57 为 CHO 细胞表达的单克隆抗体,与 Crucell 公司开发的 CR57(表达细胞为 PER. C6)一样源于单克隆抗体 SO57 株(表达系统为 BSR 细胞),2013 年已完成关于 NM57 的一期临床试验,安全性良好。2016 年底已完成二期临床试验,抗体特异性好,注射所需量约为 1 mg/人份,用量约为血源抗狂犬病免疫球蛋白的千分之一,预计可以显著压缩价格至传统狂犬病人免疫球蛋白的 1/3。虽然其不能抵御所有的狂犬病毒株感染,但针对中国的狂犬病毒流行株可以起有效的保护作用。该单克隆抗体上市后必定会对我国狂犬病防治产生重大的促进作用。

第二节　狂犬病疫苗接种和被动免疫制剂的使用

一、狂犬病疫苗接种

(一)狂犬病疫苗的安全性

目前中国市场上的狂犬病疫苗都属于细胞培养灭活疫苗,但不同厂家在生产疫苗时所用的细胞是不同的,主要有人二倍体细胞、地鼠肾细胞、鸡(鸭)胚细胞和 Vero 细胞等。因为是灭活疫苗,所以注射后不会因为疫苗本身而感染狂犬病,一般也没有严重的神经系统不良反应。在上述这些细胞中，前三种细胞都是正常细胞，有固定的寿命，在体外环境中可传代的代次有限，对培养条件的要求较高，而 Vero 细胞繁殖能力强，寿命极长，传代次数基本没有限制，于是有人会担心 Vero 细胞疫苗是否会致癌。根据世界各地数以十亿计的人实际使用 Vero 细胞生产的各类疫苗后的结果分析，该细胞实际上相当安全，并无致癌的确切证据。2010 年版《中国药典》规定狂犬病疫苗 DNA 残留量应不高于 100 pg/剂（即 0.1 ng），此标准比欧洲和世界卫生组织标准（10 ng）提高了 100 倍。目前中国市场上绝大部分狂犬病疫苗是在国内用 Vero 细胞生产的，是按 2010 年版《中国药典》规定的新标准生产的，因此，目前国内狂犬病疫苗包括 Vero 细胞疫苗都是可以安全使用的。

（二）狂犬病疫苗接种方法

狂犬病疫苗接种应越早越好，并在接种前充分告知受种者或其监护人所接种疫苗的类型、作用、不良反应、注意事项及后续接种时间，并签署知情同意书。

1. 接种程序

狂犬病疫苗接种通常有两种程序：①第一种程序简称"5 针法"程序：第 0 天（第一剂接种当天）、第 3 天、第 7 天、第 14 天、第 28 天各接种 1 剂。②第二种程序简称"2-1-1"程序：第 0 天接种 2 剂（左右上臂三角肌各接种 1 剂），第 7 天、第 21 天各接种 1 剂。

这两种程序都是世界卫生组织认可的有效程序。"2－1－
1"程序只适用于我国已批准可以使用"2－1－1"程序的狂犬病
疫苗产品。

2. 接种途径、部位和剂量

狂犬病疫苗为肌内注射。2岁及以上儿童和成人在上臂三
角肌注射;2岁以下儿童可在大腿前外侧肌注射。禁止臀部注
射。狂犬病疫苗接种不分体重和年龄,均按相同的程序和剂次接
种,每剂0.5 mL或1.0 mL,具体参照产品规格或产品说明书。

3. 延迟接种

对于已经暴露数月或多年,且不能确定暴露动物健康状
况,而一直未接种狂犬病疫苗者,应当按照程序完成疫苗接种。
狂犬病疫苗接种,应按时完成全程免疫,按照程序接种对机体
产生抗狂犬病的免疫力非常关键,特别是在1周内完成前3针
很重要。当出现某一针次延迟一天或数天接种时,其后续针次
接种时间按原免疫程序的时间间隔相应顺延。

4. 疫苗品牌更换

应当尽量使用同一品牌的狂犬病疫苗完成全程接种。若
无法实现,可使用不同品牌的合格狂犬病疫苗进行替换,替换
后的程序要符合替换后的疫苗说明书。如果原来按"2－1－1"
程序接种,替换后的疫苗只注册了5针法程序,那么替换后的
程序也必须改为5针法,首次接种的2针可视为首剂加倍,后续
接种可以按照延迟接种原则完成。不建议就诊者携带狂犬病
疫苗至异地注射。

5. 其他疫苗的接种

正在进行免疫规划疫苗接种的儿童可按照正常免疫程序接种狂犬病疫苗。接种狂犬病疫苗期间也可按照正常免疫程序接种其他疫苗,但优先接种狂犬病疫苗。

(三)狂犬病疫苗接种的注意事项

(1)暴露前程序接种时遇发热、急性疾病、严重慢性疾病、未控制的癫痫及其他进行性神经系统疾病、过敏性疾病等情况,或对抗生素、生物制品有过敏史者禁用。建议哺乳期、妊娠期妇女推迟注射狂犬病疫苗。

(2)狂犬病为致死性疾病,暴露后狂犬病疫苗使用无任何禁忌,但接种前应充分询问受种者的个体基本情况,如有无严重过敏史、其他严重疾病等。如受种者对某一品牌疫苗的成分有明确过敏史,应更换无该成分的疫苗。

(3)使用前检查包装容器、标签、外观、有效期是否符合要求。复溶后的疫苗有异物、疫苗瓶有裂纹或标签不清或失效者,均不得使用。

(4)疫苗复溶后应即刻使用。

(5)接种疫苗后避免剧烈运动,忌饮酒、浓茶及进食其他刺激性食物。

(6)应备有肾上腺素药物,以备偶有发生严重过敏反应时急救用。患者接种疫苗后应在现场留观至少 30 min。

(7)接种狂犬病疫苗时,禁止臀部注射,也不能在血管内注射。

（8）使用抗狂犬病血清或狂犬病人免疫球蛋白时，不得与狂犬病疫苗使用同一支注射器，不得在同侧肢体注射。

（9）暴露后免疫应遵循及时、足量、全程的原则。发生过敏反应者，应到医院就诊，进行抗过敏治疗，完成全程疫苗注射。

（10）使用皮质类固醇或免疫抑制剂治疗时可干扰抗体产生，并导致免疫接种失败。

（11）严禁冻结狂犬病疫苗。

（四）狂犬病疫苗接种不良反应及处理措施

细胞和组织胚胎培养技术生产的狂犬病疫苗已被证明其安全性和耐受性良好。在35%～45%的接种者中，注射部位可能出现轻微和短暂的红斑、疼痛、肿胀，特别是在重复接种疫苗的情况下。有5%～15%的疫苗接种者可观察到免疫后轻微的全身反应，如短暂性发热、头痛、头晕和胃肠道症状。免疫接种后的严重不良事件很少发生，在有神经系统症状的病例中尚未确定因果关系。

国内对国产与进口 Vero 细胞疫苗安全性对比的研究发现，国产疫苗的局部红肿、硬结、疼痛、瘙痒的发生率分别为1.4%、0.8%、17.1%和2.4%，发热、皮疹、头痛、疲劳乏力和其他全身性反应的发生率分别为 1.2%、0.4%、2.4%、4.2%和0.3%，上述不良反应均在注射后第 7 天完全消失，与进口疫苗的安全性基本一致。

目前国内生产和使用的人用狂犬病疫苗有原代地鼠肾细

胞狂犬病疫苗、Vero 细胞疫苗、人二倍体细胞狂犬病疫苗,进口疫苗有鸡胚胎疫苗。在临床使用中,常见的不良反应主要为局部红肿、疼痛、轻度发热、乏力,一般无须特殊处理,可自行缓解。年龄较小的儿童使用 Vero 细胞疫苗并按"2 - 1 - 1"方法进行注射,首剂注射 2 针疫苗后出现发热反应的概率明显增加,少数出现高热,经对症处理可好转。免疫力较差者使用疫苗后出现乏力、头晕、全身酸痛等症状的可能性会明显增加,一般均可在一周内自行缓解,无须特殊处理。具体的不良反应及处理措施如下。

1. 局部反应

接种狂犬病疫苗后 24 h 内,注射部位出现红肿、疼痛、发痒,一般不需要处理,可自行缓解。

2. 全身性反应

轻度发热、无力、头痛、眩晕、关节痛、肌肉痛、呕吐、腹痛等,一般无须处理,可自行消退。

3. 罕见不良反应

(1) 中度以上发热反应:可先采用物理降温方法,必要时可以使用解热镇痛剂。

(2) 过敏性皮疹:接种疫苗后 72 h 内出现荨麻疹,出现过敏反应时,应及时就诊,进行抗过敏治疗。

4. 极罕见不良反应

1) 过敏性休克

过敏性休克一般在注射疫苗后数分钟至数十分钟内发生。患者突然出现典型休克表现,如出汗、面色苍白、四肢湿冷、发绀、烦躁不安、意识不清或完全丧失,血压迅速下降甚至测不出,脉搏搏动消失,甚至导致心跳停止。在休克出现之前或发生休克时,可伴有一些过敏相关症状,如皮肤潮红、瘙痒,继而出现广泛的荨麻疹和(或)血管神经性水肿,还可出现喷嚏、水样鼻涕、声音嘶哑等。发生喉头水肿和(或)支气管痉挛时,可出现咽喉堵塞感、胸闷、气急、喘鸣、憋气、发绀等。其他较常见的症状还可能有刺激性咳嗽、连续打喷嚏、恶心、呕吐、腹痛、腹泻,严重者可出现大小便失禁。

由于发生不良反应到导致死亡可发生于几分钟内,因此迅速处理过敏相关不良反应十分重要。具体的处理方法如下。

(1)患者斜卧,双脚抬高,确保气道开放,给氧。如果出现威胁生命的气道阻塞,立即进行气管插管。

(2)肾上腺素1:1000(0.01 mg/kg),0.01~0.3 mg/kg肌内注射,如果病情需要,可每15 min重复一次。

(3)如果出现低血压或对起始的肾上腺素剂量无反应,静脉予以肾上腺素。如果低血压持续存在,予肾上腺素2~4 μg/(kg·min)或多巴胺2~10 μg/(kg·min)持续静脉滴注以维持血压。

(4)甲基泼尼松龙1~2 mg/kg静脉注射,最大量125 mg;或泼尼松1~2 mg/kg口服,最大量80 mg。

(5)监测生命指征,因有些患儿呈双向性表现,因此应观察8~12 h,如为严重反应或有哮喘病史,则应观察至少24 h。临床表现严重者需要住院治疗。

2）过敏性紫癜

出现过敏性紫癜时应及时就诊。

（1）一般治疗：急性期卧床休息。要注意出入液量、营养摄入及保持电解质平衡。消化道出血者，如腹痛不严重，仅大便潜血阳性，可进食流食。如有明显感染，应给予有效抗生素。避免接触过敏原。

（2）对症治疗：有荨麻疹或血管神经性水肿时，应用抗组胺药物和钙剂。近年来又提出用 H_2 受体阻滞剂西咪替丁 $20\sim40\,\mathrm{mg/(kg\cdot d)}$，分两次加入葡萄糖溶液中进行静脉滴注，$1\sim2$ 周后改为口服，$15\sim20\,\mathrm{mg/(kg\cdot d)}$，分三次服用，继续应用 $1\sim2$ 周。有腹痛时应用解痉挛药物，消化道出血时应禁食。

（3）抗凝治疗：本病可有纤维蛋白原沉积、血小板沉积及血管内凝血的表现，故近年来有使用肝素的报道，剂量为将肝素钠 $120\sim150\,\mathrm{IU/kg}$ 加入 10% 葡萄糖溶液 $100\,\mathrm{ml}$ 中静脉滴注，每日 1 次，连续 5 天，或每次肝素钙 $10\,\mathrm{IU/kg}$，皮下注射，每日 2 次，连续 7 天。也有推荐使用尿激酶 $2\,500\,\mathrm{IU/kg}$。

（4）肾上腺皮质激素：单独皮肤或关节病变时，无须使用肾上腺皮质激素。以下几种情况是使用激素的指征：有严重消化道病变，如消化道出血时，可服泼尼松 $1\sim2\,\mathrm{mg/(kg\cdot d)}$，分次口服，或用地塞米松、甲基泼尼松龙静脉滴注，症状缓解后即可停用；表现为肾病综合征者，可用泼尼松 $1\sim2\,\mathrm{mg/(kg\cdot d)}$，不少于 8 周；急进性肾炎可用甲基泼尼松龙冲击治疗，剂量同狼疮性肾炎。激素治疗无效者，可加用环磷酰胺等免疫抑制剂；

有肾功能衰竭时，可采用血浆置换及透析治疗；反应严重的病例可用大剂量丙种球蛋白冲击治疗，剂量为 400 mg/（kg·d），静脉滴注，连用 2～3 天。对急进性肾炎可进行血浆置换疗法。

3）血管神经性水肿

可应用抗组胺药物进行治疗，必要时可联合使用糖皮质激素类药物（如甲泼尼龙琥珀酸钠）进行抗过敏治疗。

二、注射狂犬病人免疫球蛋白的使用

（一）禁忌证

对人免疫球蛋白过敏或有其他严重过敏史者禁用狂犬病人免疫球蛋白；有抗 IgA 抗体的选择性 IgA 缺乏者禁用本品。狂犬病人免疫球蛋白应慎用于过敏体质者。

（二）注意事项

狂犬病人免疫球蛋白不得用作静脉注射，肌内注射时不需要做过敏实验，如有异物或摇不散的沉淀、安瓿出现裂纹或过期失效等情况，应不予使用。狂犬病人免疫球蛋白为血液制品，尽管经过筛检及灭活病毒处理，但仍不能排除因含有病毒等病原体而引起血源性疾病传播的可能。

狂犬病人免疫球蛋白安全性良好，一般不引起不良反应，少数人在注射部位有红肿、疼痛感，无须特殊处理，可自行恢复。严重不良反应罕见，国外文献有血管神经性水肿、皮肤潮红、肾病综合征和过敏性休克等报道。若发现此类情况，其处理同狂犬病疫苗所致不良反应,注射疫苗后须留观 30 min。一般而言,犬伤门诊就诊者接种狂犬病人免疫球蛋白后极少出现严重不良反应,主要不良反应为注射时疼痛。狂犬病人免疫球蛋白需要在伤口周围注射,剩余剂量的接种位置需要远离疫苗接种位置,因注射部位疼痛感明显,注射剂量常较大,且需要连续多次进针,加上受种者可能有紧张、饥饿等原因,少数受种者可能出现血管迷走神经反应,表现为面色苍白、恶心、大汗等;极个别严重者可能出现一过性晕厥,一般平卧休息数分钟后可以自行缓解,恢复良好,无后遗症。

在使用狂犬病疫苗及狂犬病人免疫球蛋白前,建议避免空腹,注意放松、避免过度紧张,也可采用平卧位注射。最新的重组人源抗狂犬病毒单抗目前也已在临床上使用,禁忌证为对该药活性成分或辅料过敏,或有其他严重过敏史者。理论上其不良反应较少,其注射难度相较狂犬病人免疫球蛋白明显降低。

第三节　狂犬病疫苗和被动免疫制剂的机制与效果

一、狂犬病疫苗的保护机制与免疫效果

(一)狂犬病疫苗的免疫机制及质量标准

1. 免疫机制

狂犬病毒 RNA 编码核蛋白(N)、M1、M2、病毒包膜糖蛋白

（G）和 L 五种蛋白，其中 G 蛋白是狂犬病毒最主要的抗原，可有效刺激特异性辅助性 T 细胞（helper T cell，Th cell）和细胞毒性 T 细胞（cytotoxic T cell，Tc cell）增生，并诱导机体产生特异性抗体。G 蛋白特异性抗体是狂犬病疫苗最重要的保护性抗体，免疫效果主要依赖其抗原表位、结构、蛋白折叠及糖基化等。N 蛋白也是一种有效的保护性抗原，能够刺激 B 细胞和 Th 细胞诱导产生细胞和体液免疫。磷蛋白（P）可诱导细胞毒性 T 细胞，但保护作用较弱。机体在接种狂犬病疫苗 7 天左右产生免疫球蛋白 M（immunoglobulin M，IgM）抗体，在约 14 天后产生免疫球蛋白 G（immunoglobulin G，IgG）抗体，并迅速升高。IgM 和 IgG 抗体均具有中和病毒的能力，有些中和抗体能进入感染狂犬病毒的神经细胞内抑制病毒复制。细胞毒性 T 细胞的高峰出现在免疫后 12 天，可清除中枢神经系统内的狂犬病毒。Th 细胞可增强抗核蛋白和糖蛋白抗体，也能增强保护效果。但 Suss 的研究认为，细胞免疫在狂犬病中的作用不明。

由于狂犬病毒核蛋白序列高度保守，氨基酸同源性为 78%～93%，故病毒之间在核壳体水平上存在广泛的抗原交叉反应。狂犬病毒的主要抗原部位为 G 蛋白外功能区，当其氨基酸同源性>74%时，病毒之间能够交叉中和，为同一遗传谱系内的病毒；膜外区的氨基酸同源性<62%时，则无交叉中和反应。目前疫苗株均属于遗传谱系 Ⅰ，对遗传谱系 Ⅱ 中的病毒感染不具有保护作用。

现已经有十余个种类或基因型的狂犬病毒属病毒被描述为狂犬病的病原体。到目前为止,遗传谱系 I 的狂犬病毒是引起人狂犬病最常见的病毒型别,也是至今应用于狂犬病疫苗生产的唯一病毒种类,故现有疫苗可能无法为遗传谱系 I 以外的其他血清型病毒感染提供保护。因此,用于疫苗的病毒种类必须慎重选择。生产用毒种应是具有稳定生物学特性的固定毒株,其历史和来源应确证清楚,并经过全面的特征性检验,符合国家相关文件的要求。病毒灭活后制成的疫苗对人体安全能产生有效的免疫保护作用。世界卫生组织推荐用于疫苗生产的病毒固定毒株包括 pasteur virus、pitman-moore、vnukovo-32、Flury 鸡胚细胞低传代株和 CTN 株等。

2. 质量标准

人用狂犬病疫苗应符合世界卫生组织生物制品标准专家委员会(Expert Committee on Biological Standardization, ECBS)制定的指导原则中对疫苗特性、生产及质量控制的要求。用于制备疫苗的细胞基质应源于健康动物,动物来源品系清楚。现行的《中国药典》要求,动物必须是清洁级或以上的动物。所用动物应符合实验动物微生物学和寄生虫学检测要求的相关规定。人二倍体及传代细胞应在限定代次内使用。病毒在细胞(或胚蛋)中增殖后,将收获的病毒进行浓缩、纯化、灭活,加入保护剂冻干。细胞培养疫苗的最低效价为在效期内每一剂肌内注射剂量达 2.5 IU 以上,由 NIH 法检测确定。ELISA 法检测糖蛋白等其他体外测定方法目前仍处于实验室验证阶段，但该方法已用于生产过程中抗原含量的控制。疫苗需要经临床前研究及临床试验，企业需要获得国家药品监督管理局批准的生产许可证方可生产疫苗。世界卫生组织建议对新申请注册的疫苗，在临床试验中检测 0、14、28、30、180、360 天血清中和抗体水平。已经获准生产的人用狂犬病疫苗需要按照国家药品监督管理局的要求申请批签发，已获得批签发合格证的狂犬病疫苗批次方可上市使用。

3. 不同狂犬病疫苗的比较

1）人二倍体细胞狂犬病疫苗

人二倍体细胞狂犬病疫苗于 20 世纪 60 年代早期由美国 Wistar 研究所创始，其用人二倍体细胞 WI 38 株适应传代培养病毒研制疫苗，法国 Merieux 研究所用 MRC－5 人二倍体细胞培养的病毒生产疫苗，并于 1974 年首次获准生产，1978 年开始商品化。1980 年 6 月，人二倍体细胞狂犬病疫苗在美国获得批准上市。Winkler 总结了在美国进行的为期 5 年的临床研究结果，疫苗预防狂犬病均获成功。85％的人二倍体细胞狂犬病疫苗用于暴露前免疫和维持抗体的加强免疫，15％用于暴露后免疫。世界范围内超过 150 万人进行了人二倍体细胞狂犬病疫苗免疫接种。人二倍体细胞狂犬病疫苗安全有效，不良反应少，注射针次少，被公认为"近乎理想的人用疫苗"，常作为某种新发疫苗的标准对照疫苗。然而，人二倍体细胞狂犬病疫苗制备较困难，成本高、产苗量低，价格昂贵，难以在发展中国家广泛使用。目前主要由法国、德国生产，主要在美国、欧洲等发达国家使用。

2）原代地鼠肾细胞狂犬病疫苗

用地鼠肾细胞组织培养的狂犬病毒制备灭活疫苗，由加拿大 Kissling 于 1958 年首先提出，1966 年用第 33 代地鼠肾细胞培养的 Vnukovo-32 株制备原代地鼠肾细胞狂犬病疫苗，在欧洲的大部分国家使用且量较大，1968 年原代地鼠肾细胞狂犬病疫苗在加拿大被批准用于暴露前和加强免疫。经大量临床试验研究和人群接种后免疫原性、安全性观察发现，原代地鼠肾细胞狂犬病疫苗对接种人群安全、有效。

3）纯化鸡胚细胞疫苗

1965 年日本学者 Kondo 使用 HEP-Flury 株病毒适应在鸡胚细胞中培养，采集病毒悬液，经灭活、浓缩、冻干等研制成灭活疫苗，1980 年日本当局批准其在市场供应。1983 年，德国 Behring 研究所的 Barth 等将 HEP-Flury 株病毒接种原代鸡胚成纤维细胞且研制成功，德国于 1985 年批准纯化鸡胚细胞疫苗广泛运用于临床。美国、德国、印度等国的研究者对纯化鸡胚细胞疫苗进行了大量的临床试验。如印度使用纯化鸡胚细胞疫苗已经超过 10 年，表明疫苗的耐受性良好，在 1 375 名使用者中仅 4% 出现疑似预防接种异常反应。纯化鸡胚细胞疫苗的免疫原性良好，暴露后预防的抗体几何平均滴度（geometric mean titer，GMT）约为 4 IU，只有 0.9% 的研究对象的 GMT 低于 1 IU。纯化鸡胚细胞疫苗免疫后获得良好的中和抗体应答，不良反应较轻微，免疫效果、安全性均较好，效果可与人二倍体细胞狂犬病疫苗相媲美。

4）纯化 Vero 细胞狂犬病疫苗

20 世纪 80 年代,法国 Merieux 研究所采用了使 Vero 细胞贴附在微载体上悬浮培养的技术进行批量培养,成功地研制出纯化 Vero 细胞狂犬病疫苗。利用微载体技术生产纯化 Vero 细胞狂犬病疫苗,可短时间内大规模生产、疫苗产量高、价格比人二倍体细胞狂犬病疫苗更低廉,且培养的狂犬病毒滴度高、免疫原性好、安全性也较高,用于暴露后免疫接种的保护效果显著,在全世界广泛使用。研究结果显示,接种纯化 Vero 细胞狂犬病疫苗(35 例)与原代地鼠肾细胞狂犬病疫苗(46 例)两种疫苗 7 天后的抗体阳转率分别为 58.52% 和 65.22%,无显著差异,14 天后的抗体阳转率均为 100%。世界卫生组织推荐使用 Vero 细胞大量生产狂犬病疫苗。

5）重组疫苗

重组疫苗是目前认为最有巨大开发前景的动物疫苗,是借助无病原性或弱毒疫苗株作为活载体,应用 DNA 重组技术,对狂犬病毒的基因进行重组和表达,从而获得重组病毒株并将其用于研制疫苗。国内外都在致力于重组疫苗的研究,痘病毒载体疫苗于 1984 年开始研制,即将狂犬病毒糖蛋白重组到弱毒的痘病毒株中获得表达,含有狂犬病毒糖蛋白的金丝雀痘病毒载体疫苗目前被证实可用于人类接种;腺病毒载体疫苗较痘病毒载体疫苗更安全和稳定,1990 年开始研究将狂犬病毒糖蛋白插入腺病毒得到重组腺病毒,经动物口服可诱生较高水平的抗体。重组疫苗不但可激发高滴度抗体水平,而且在各毒株间有交叉保护作用,但当前大多数仍处于动物试验阶段,未付诸临床应用。

6）DNA 疫苗

1994 年,Wistar 研究所将狂犬病毒 G 蛋白插入质粒 DNA 中,构建成真核表达质粒后直接给小鼠肌内注射,产生了抗狂犬病毒中和抗体、抗 G 蛋白特异性细胞毒性 T 细胞和分泌淋巴因子的 Th 细胞,免疫后的小鼠对狂犬病毒的攻击均能抵抗。DNA 疫苗虽然具有成本低、便于制备、对热稳定、保存方便、接种量少等优势,但其外源目的基因不能表达足够量的免疫原,且 DNA 疫苗的安全性有待进一步观察。

7）亚单位疫苗

亚单位疫苗只含有所需免疫原性,是更安全的狂犬病疫苗。狂犬病毒糖蛋白的主要作用是诱导机体产生主动免疫,亚单位疫苗是从全病毒中提取糖蛋白制备的。基因工程亚单位狂犬病疫苗,将保护性抗原基因在原核或真核细胞中表达,形成基因产蛋白质或多肽免疫体,可诱导动物对狂犬病毒免疫。但亚单位疫苗免疫效果较差。

8）多肽疫苗

1982 年 Dietzschold 等采用化学裂解法将狂犬病毒糖蛋白裂解成 7 个大小不等的多肽片段,其中 3 个片段可诱导产生中和抗体,因此认为这些多肽片段可能存在诱生狂犬病毒中和抗体的抗原决定簇,在体外可激活 T 淋巴细胞。狂犬病合成肽疫苗是由狂犬病毒 T 细胞免疫多肽抗原组成,在人体内多次免疫不会产生高水平抗体,但一旦遭受病毒攻击,机体就能产生免疫效果和免疫保护作用。多肽疫苗不良反应较少,目前处于动物实验阶段。

1980 年以前,我国一直生产和使用羊脑制备经苯酚灭活的脑组织狂犬病疫苗。自 1965 年起,我国开始了原代地鼠肾细胞培养的原液灭活疫苗研制,并于 1980 年获生产许可证书,同时停止使用羊脑组织疫苗。20 世纪 90 年代以来,中国已经开发或引进以 Vero 细胞为基质的纯化狂犬病疫苗并大量运用于临床,2014 年国产的人二倍体细胞狂犬病疫苗获批准上市,疫苗的种类与数量不断增加。研究发现,国产和进口的狂犬病疫苗的免疫效果在抗体阳转率、血清抗体水平以及接种后异常反应等方面的差异均无统计学意义,说明国产疫苗在主要质量指标上与国外同类产品无明显差异。我国在新型狂犬病疫苗研制方面不断取得突破。

(二)疫苗的血清学效果评价

世界卫生组织仅推荐通过小鼠脑内中和试验和荧光灶抑制试验检测中和抗体,这两种方法均可以正确评价疫苗免疫后的中和抗体水平。世界卫生组织认为,免疫后血清中的病毒中和抗体$\geqslant 0.5\,IU/ml$ 即达到有效保护水平。国内外疫苗的临床研究数据显示,疫苗按暴露后的"5 针法"或"2-1-1"等免疫程序接种,大多可在接种后 7 天出现中和抗体,14 天 100% 抗体阳转。而美国免疫实践咨询委员会认为，疫苗暴露后免疫的14~28天中和抗体滴度已处于峰值，28天的第五针注射不能使抗体水平继续升高，因而其推荐美国健康成年人的暴露后免疫采用0、3、7和14天的4针免疫程序。

1. 暴露前免疫

Morris的研究显示，接受3针狂犬病疫苗，所有接种者的血清抗体均阳转，但抗体滴度与年龄增长呈负相关。我国有研究使用国产纯化人Vero细胞疫苗按照0、7、21天各1针的程序进行暴露前免疫，结果显示，受试者血清中和抗体阳转率为100%，GMT为15.87 IU/ml。Sehgal的研究显示，采用0、7、21天程序的暴露前免疫，血清中和抗体GMT为7.08 IU/ml。使用人二倍体细胞狂犬病疫苗和Vero细胞疫苗分别采用2针(0、28天)和3针(0、7、28天)程序进行暴露前初次免疫，结果显示，初次免疫2针组1年后抗体水平明显下降，但3针组抗体阳性率仍能维持在87.9%~100%，加强免疫1针后14天抗体水平迅速提高。暴露前程序经加强免疫后抗体可维持较高水平，免疫后3年时仍为12.6 IU/ml，5年时为10.6 IU/ml，第10年至少可维持96%阳性。此外，在满10年时再次加强免疫1针，观察全部对象的抗体滴度几乎又恢复到满1年加强1针后14天的水平。

2. 暴露后程序

1)"5针法"程序的保护性研究

2009年，Rupprecht对1976—2008年发表的12篇狂犬病

疫苗研究进行 meta 分析。全部研究共包含 1 000 名受试者,所有受试者在第 1 针疫苗免疫后 14 天均产生中和抗体,使用细胞培养疫苗进行免疫接种后产生的抗体滴度一般高于 10 IU/ml。王凌云等发现,对 2～67 岁健康人群按"5 针法"免疫程序分别接种国产和进口冻干 Vero 细胞疫苗,接种后 7 天、14 天这两种疫苗的血清抗体水平无显著差异,且首剂接种后 45 天的抗体阳转率均达 100%,14、45 天血清中和抗体 GMT 均大于 0.5 IU/ml,这两种疫苗差异无统计学意义。叶茂华等发现,经实验室确诊为狂犬病的犬咬伤的 7 例暴露者使用"5 针法"免疫后,全部获得保护。Zhang Xiaowei 一项使用"5 针法"免疫的 5 年疫苗持久性研究显示,接种后产生的中和抗体具有良好的持久性及免疫记忆效应。

2)"2-1-1"程序的保护性研究

Zagreb 研究中心的研究结果显示,分别采用人二倍体细胞狂犬病疫苗、原代牛肾细胞疫苗、纯化鸡胚细胞疫苗、Vero 细胞疫苗按"2-1-1"程序免疫,第 7 天抗体阳转率分别为 65%、38%、83% 和 78%,14 天时全部阳转,抗体水平达到高峰,GMT 为 17.0～54.9 IU/ml,继续观察至 28 天抗体水平基本保持不变。与 0、7、21 天各接种 1 针相比,其抗体水平较高。多项血清学研究显示,与 5 针程序相比,"2-1-1"程序第 7 天抗体阳转率和血清抗体水平均更高,14 天和 42 天抗体水平无显著差异。

对被狂犬咬伤的实际保护效果,Wasi 在泰国进行的一项原代鸡胚细胞纯化疫苗临床观察中,82 名确认为被狂犬病动物致伤的暴露者分别采用"6 针法"（0、3、7、14、28、90 天各接种一针）和"2 - 1 - 1"程序进行免疫接种，根据暴露的严重程度，部分暴露者同时注射狂犬病人免疫球蛋白。这两种方法显示相似的免疫应答，均能快速提供足够的抗体保护。所有暴露者接种后 1 年 100％存活，中和抗体 GMT 仍高于 0.5 IU/ml 的保护性水平。使用 Vero 细胞疫苗对 100 名被狂犬严重咬伤的患者进行"2 - 1 - 1"程序免疫，同时注射被动免疫制剂，年后所有人均存活。国内对于经实验室确认为狂犬病犬只咬伤的暴露者进行 Vero 细胞疫苗"2 - 1 - 1"程序接种并联合应用被动免疫制剂，所有受种者抗体全部阳转，6 月后均存活。

目前对"2 - 1 - 1"程序的持久性研究数据有限，Vodopija 在 1997 年开展的研究中，分别采用人二倍体细胞、鸡胚细胞和 Vero 细胞纯化狂犬病疫苗进行免疫，第 1 100 天测血清抗体 GMT 为 0.61～0.97 IU/ml，给予 1 剂加强后 14 天检测血清抗体水平，GMT 增高至 14.28～28.81 IU/ml。

3. 特殊人群

Vodopija 的研究表明，使用原代鸡胚细胞纯化疫苗的"5 针法"免疫程序接种无临床症状的人类免疫缺陷病毒（human immunodeficiency virus，HIV）感染者，首剂接种后 14 天抗体阳转率为 64％，30 天为 89％。有明显临床症状的艾滋病（acquired immune deficiency syndrome，AIDS）患者，且 CD4$^+$ 细胞数低于 300/mm^3 者，对狂犬病疫苗免疫应答很差，首剂接种后 14 天抗体阳转率仅为 25％，30 天仅为 42％。对于使用免疫抑制药物的患者,接种狂犬病疫苗后应监测是否具有适当的病毒中和抗体应答。妊娠期妇女儿乎均能对狂犬病疫苗产生正常的免疫应答,且对胎儿不会造成不良影响。对接受器官移植的儿童进行肌内注射接种,免疫反应良好。

4. 疫苗效力及免疫失败

Nicholson 估计在发达国家中应用细胞培养疫苗免疫失败情况为每 80 000 人中发生 1 例,而发展中国家为每 12 000～30 000 人中发生 1 例。早期最著名的狂犬病疫苗的保护性研究案例之一,是伊朗对 45 例被狂犬病动物致伤的患者接种 6 针次疫苗并联合注射抗狂犬病血清,所有接受暴露后预防处置者均存活。出于伦理的考虑,对狂犬病疫苗有效性的研究不可能设置安慰剂对照,而仅可通过以往经验和案例记载估算,如不经疫苗免疫,预计有 35% 的严重致伤者将患狂犬病死亡。后续在德国、美国及泰国的狂犬严重暴露后免疫研究均得到类似结果。

绝大多数狂犬病的发病是由于没有接受规范的暴露预防处置,包括接受暴露后处置较晚,多处咬伤等严重暴露,以及头、颈部咬伤时难以彻底进行伤口清洗等。Krebs 对于 28 例使用疫苗后仍发病的案例进行回顾性分析发现,90% 的病例未应用被动免疫制剂,或者应用方法不当。其他操作失误包括应用疫苗 24 h 前进行了被动免疫、局部伤口清洗不当、多部位咬伤时因未发现细小伤口而遗漏处理、疫苗注射部位不正确(如注射臀部而非三角肌)。只有两例为严重面部咬伤的患者,虽进行了被认为正确的暴露后处置,但其仍然发病。

　　一项使用原代鸡胚细胞纯化疫苗的有效性随访研究共报道 46 例可疑失败病例,43 例发生在印度,3 例发生在泰国,分析显示所有案例均未完全执行世界卫生组织的暴露预防处置指南。2007 年 Wilde 等研究综合报道了 7 例失败病例,均经过正确规范的伤口处理和暴露预防处置,并接受人二倍体细胞狂犬病疫苗或 Vero 细胞疫苗及抗血清或人免疫球蛋白注射。免疫失败的原因可能包括:①存在不易察觉的微小穿透性损伤,致使伤口未得到冲洗、消毒,局部未注射免疫球蛋白;②患者伴有未被发现的免疫功能减低性疾病或应用免疫抑制性药物而未报告。王世清的研究显示,暴露后处置失败率为 1.24/10 000,主要原因为狂犬病被动免疫制剂应用率低,未完成全程接种等。

二、被动免疫制剂的作用机制与保护效果

(一)被动免疫制剂的种类

　　被动免疫是机体通过获得外源性免疫效应分子(如抗体等)或免疫效应细胞而获得的相应免疫力。被动免疫制剂一般用于治疗,在特殊情况下用于紧急预防。预防狂犬病的被动免疫制剂包括马源狂犬病免疫球蛋白(equine rabies immunoglobulin, ERIG)、狂犬病人免疫球蛋白和重组人源抗狂犬病毒单克隆抗体。马源狂犬病免疫球蛋白因为不良反应较多,目前在临床上较少使用;狂犬病人免疫球蛋白是目前临床上主要使用的被动免疫制剂;重组人源抗狂犬病毒单克隆抗

体因其良好的安全性及可获得性,成为狂犬病预防中最有前景的被动免疫制剂。

(二)被动免疫制剂的作用机制

狂犬病的暴露后预防接种疫苗,诱导机体发生主动免疫,既往无狂犬病疫苗接种史的人群,在接种首剂疫苗后,机体免疫系统发生应答,其产生抗体需要 7～14 天。这对于狂犬病暴露风险高、潜伏期短的病例,可能导致免疫失败,使用被动免疫制剂在伤口周围以较高浓度进行局部浸润注射,从而中和狂犬病毒,阻止其在伤口内及周围组织中感染,从而对暴露者进行保护,接种疫苗后机体产生大量的抗体足以清除体内可能残存的病毒,并产生长期保护效果。

既往有已进行伤口处理并注射了狂犬病疫苗,因未注射被动免疫制剂,病毒在人体主动产生中和抗体之前进入中枢神经系统导致死亡的案例。世界卫生组织狂犬病专家咨询委员会建议,对于狂犬病Ⅲ级暴露者,应在对伤口进行彻底清洗及清创的基础上接种疫苗,并在伤口周围浸润注射被动免疫制剂,以阻止病毒进入神经组织,从而获得快速保护。另外,对于免疫功能严重低下的狂犬病暴露者,即使是Ⅱ级暴露,也应联合应用被动免疫制剂。

发生狂犬病暴露后应当及时进行伤口清洗处理、接种人用狂犬病疫苗,Ⅲ级暴露者还需要同时使用狂犬病被动免疫制剂。随着全球狂犬病被动免疫制剂应用经验的积累总结,世界卫生组织新版狂犬病疫苗立场文件对狂犬病被动免疫制剂的使用进行新的阐释，必将影响我国相关指导原则的制定。狂犬病被动免疫制剂在全球数十年的大规模应用已经证实了其对暴露后预防是安全有效的。近年来重组人源抗狂犬病毒单克隆抗体已在国外上市，重组人源抗狂犬病毒单克隆抗体可持续规模化生产且无血源污染风险，理论上具备更高的安全性和有效性。狂犬病被动免疫制剂正成为狂犬病防控领域发展的新亮点，备受全球防控人员关注。国际上公认，将来有必要用重组人源抗狂犬病毒单克隆抗体取代狂犬病暴露后预防中使用的抗狂犬病毒血源抗体。相比而言，重组人源抗狂犬病毒单克隆抗体具有非常显著的优势，抗体有效成分及机制明确，且其靶向性强、特异性高、不良反应少。国内华北制药研发的重组人源抗狂犬病毒单克隆抗体（奥木替韦单克隆抗体）在临床研究中证明其是安全有效的，奥木替韦单克隆抗体能够特异性中和我国境内代表性街毒株，中和活性更高、与疫苗联用抗体阳转率更高，并彻底消除了血液病原体感染的风险。

狂犬病被动免疫制剂联合狂犬病疫苗的应用，狂犬病免疫球蛋白注射完毕后立即开始进行全程狂犬病疫苗接种，被动免疫制剂在能够中和侵入伤者体内的狂犬病毒的同时，与疫苗直接接触也能够部分中和狂犬病疫苗的相应抗原位点，即部分中和疫苗的有效成分。为尽量减少被动免疫制剂对疫苗主动免疫的抑制作用，不得将狂犬病免疫球蛋白和狂犬病疫苗注射在同一部位，应在远离狂犬病免疫球蛋白注射的部位肌内注射狂犬病疫苗。禁止用同一注射器注射狂犬病疫苗和狂犬病免疫球蛋白。不得超量注射被动免疫制剂,严格按照伤者体重计算被动免疫制剂的使用剂量,并将其作为最大注射剂量。

采用基因工程技术制备的重组人源抗狂犬病毒单克隆抗体由于抗体分子与人体蛋白结构相同,因此不会被人体认作异源成分,耐受性好,且基因工程抗体采用工业化规模制备种子细胞,经过严格的内外源因子污染检测,从理论上彻底避免了血源产品可能携带人类病原体的潜在风险。由于制备抗体的种子细胞源于同一个单克隆,其生产效率稳定,产品批间一致性好,易于进行质控。目前研发阶段的重组抗体大多采用基因工程细胞,经无血清培养基规模化培养,再经微滤、超滤、层析等步骤进行精细纯化,产品纯度高,为避免在细胞培养工艺过程中因偶然因素引入病毒造成污染,在下游分离纯化过程中常包含至少两步基于不同原理的病毒去除、灭活步骤,以进一步保证最终单抗制剂的安全性,受试者耐受性良好,不良事件发生率低,受试产品表现出良好的安全性。

抗狂犬病血清作为狂犬病毒的特异性被动免疫制剂,无需机体免疫应答过程就能够对狂犬病毒进行即时中和。其主要作用为在疫苗诱导机体产生有效抗体之前,在患者暴露部位立即提供所需的中和抗体,其作用迅速但短暂。而疫苗诱导产生抗体虽需1～2周的时间,但抗体可持续存在数年。狂犬病暴露后启动免疫程序,在第一针疫苗注射后至机体产生足量抗体（≥0.5 IU/ml）之前(主动免疫诱导的保护力空白区或称高风险感染期），被动免疫制剂可为该高风险时段提供免疫保护。在高风险感染期伤口周围浸润注射的被动免疫制剂可使伤口局部获得高浓度的中和抗体，阻断病毒在伤口中扩散。值得注意的是，伤口周围浸润注射的中和抗体并不会令外周循环中的抗体水平明显增高，外周循环中的中和抗体水平增高主要依赖疫苗注射后产生的主动免疫保护。因此，该阶段被动免疫制剂的浸润注射对疫苗提供的主动免疫保护所产生的干扰并不严重，但首剂疫苗注射 7 天后，机体已产生较高水平的中和抗体，此时再注射被动免疫制剂已无意义。

（三）被动免疫制剂的保护效果

狂犬病Ⅲ级暴露即一处或多处皮肤出血性咬伤或被抓伤出血，或被不能确定健康状况的动物唾液污染黏膜，应按暴露后程序在彻底清洗伤口的基础上立即接种疫苗并注射抗狂犬病血清或狂犬病人免疫球蛋白。抗狂犬病血清按 40 IU/kg 给予，狂犬病人免疫球蛋白按 20 IU/kg 给予，将被动免疫制剂尽可能多地在咬伤局部进行浸润注射，剩余部分采取肌内注射。对于艾滋病患者等免疫力低下人群，世界卫生组织建议即使是Ⅱ级暴露也应联合使用被动免疫制剂。

被动免疫制剂的正确使用十分重要，基本原则是首先在受伤部位局部进行浸润注射，可直接中和刚进入体内的病毒，构建阻遏病毒从伤口向周边神经组织蔓延的第一道屏障。国内很多暴露后免疫失败的病例，是因未联合使用被动免疫制剂或使用方法不当造成的。Khawplod 的研究指出,已单独使用疫苗,而未能及时使用被动免疫制剂的Ⅲ级暴露者,在 7 天内仍应考虑注射被动免疫制剂,其主要依据为在此期间内疫苗对机体的主动免疫保护尚未产生,而局部伤口的浸润注射对使用疫苗后机体主动免疫产生的影响较小。在疫苗初次免疫接种后的有效中和抗体产生前的窗口期,采用被动免疫制剂联合治疗至关重要,Ⅲ级暴露者尤甚。狂犬病被动免疫制剂的使用是狂犬病暴露后处置中非常重要的组成部分,在狂犬病疫苗刺激机体产生抗体之前发挥作用,在伤口内尽量中和可能存在的狂犬病毒。

第四节　狂犬病疫苗的未来发展

　　狂犬病毒属于弹状病毒科、狂犬病毒属。狂犬病毒基因组中有一个核糖核酸链,其反义链编码的 5 个蛋白分别是核蛋白、磷酸蛋白、基质蛋白、糖蛋白和 RNA 聚合酶。每年因感染狂犬病毒导致超过 5 万人死亡,而且大部分发生在亚洲。狂犬病毒是一种人畜共患的病毒,以哺乳动物的食肉目和翼手目为主要宿主。

　　狂犬病毒的传播可发生于被感染宿主的伤口部位,被咬伤后,唾液中携带的狂犬病毒会在伤口处沉积,进而开启后续的传播进程。狂犬病毒是一种嗜神经性病毒,其发病期经常会持续数月,病毒感染周边神经进而上升到背根神经节。一旦感染到脊髓,病毒迅速扩散至大脑,引发致死性脑炎,最终杀死宿主。采用组织病理学的方法检测被感染的大脑,结果显示,许多病例中会出现独特的内氏小体。免疫标记结果显示,许多感染的神经元伴随胶质细胞增生。这些改变主要是在后脑中被发现,一旦感染狂犬病,没有有效的治疗,病死率接近 100%。但可在狂犬病暴露之前或在暴露后很短时间内接种狂犬病疫苗,当前的疫苗能非常有效地防止这种情况的发生。在对抗狂犬病毒感染方面,病毒中和抗体的形成至关重要,大量实践表明,狂犬病疫苗可促使机体产生抗狂犬病毒抗体,是预防狂犬病感染的有效手段。但狂犬病发展到后期,狂犬病毒中和抗体是不起作用的,这可能是导致狂犬病高病死率的重要原因之一。虽然经过广泛的研究,但是对于狂犬病毒仍没有有效的抗病毒治疗方法。

一、当前使用的狂犬病疫苗

1. 人二倍体细胞狂犬病疫苗

1964 年,Wistar 研究所首次描述人二倍体细胞狂犬病疫苗,通过比较试验,最终将来源于 Semple 疫苗生产用 PM 狂犬病毒株适应到 WI - 38 人二倍体细胞株(后来又适应到 MRC - 5 细胞株)。培养病毒经澄清、加热和 β-丙内酯灭活、冻干过程制备成疫苗。该疫苗于 1974 年首次获准生产,并于 1978 年开始商品化。人二倍体细胞狂犬病疫苗不含任何神经毒性因子,不含任何外源动物杂质，因而可以解释它在重复注射后仍有较好的耐受。采用 NIH 法检测疫苗的稳定性证实，疫苗分别在温度为 4℃和 37℃放置一个月后，无明显差异。进一步将 5 批效价为 4.3～5.6 的疫苗置于温度为 4℃的环境中存放 3 年半，所有批号滴度均大于 2.5 IU/剂。

早期调查发现，人二倍体细胞狂犬病疫苗预防接种后 1～3 个月达到抗体峰值（10 IU 左右），随后逐渐降低，但在 1～2 年内其滴度始终大于 0.5 IU，通过 1～3 年的加强免疫后，抗体滴度迅速增加 10～15 倍，肌内注射和皮下注射途径相近。人二倍体细胞狂犬病疫苗的问世，使人们对传统疫苗免疫原性的评价有了根据。Shah 等证实人体接种 2～4 针人二倍体细胞狂犬病疫苗后获得的抗体反应与 14 针 Semple 疫苗相当。Bahmanyar 在当时得出的结论是，在人体试验中所使用的任何疫苗的免疫原性都无法和人二倍体细胞狂犬病疫苗相比。人二倍体细胞为正常核型细胞，无致癌性，且人二倍体细胞狂犬病疫苗具有高免疫原性和良好的耐受性，使其成为评价任何一种人用新疫苗的标准疫苗。目前其在美国、加拿大以及大多数欧洲国家和几个亚洲国家使用。

人二倍体细胞狂犬病疫苗的缺点在于人二倍体细胞不太容易培养，而且狂犬病毒在人二倍体细胞上培养的病毒滴度相对较低，仅能在空间有限的细胞瓶内培养，这使得疫苗的价格非常昂贵。在美国，用人二倍体细胞狂犬病疫苗进行暴露后处理一个疗程的费用高达 1000 多美元；而在巴基斯坦，用 Semple

疫苗进行全疗程处理只需 2.5 美元。由此可见，价格限制了该疫苗在发展中国家的使用。

2. 原代细胞培养疫苗

（1）原代地鼠肾细胞狂犬病疫苗：用地鼠肾细胞组织培养狂犬病毒用于制备灭活疫苗，首先由 Kissling 提出并由 Fenje 进一步发展，将 SAD 狂犬病毒固定毒适应到地鼠肾细胞上生产灭活的疫苗，并获得成功，1968 年该疫苗在加拿大被批准用于人体加强免疫和暴露前接种。Selimov 将 SAD 株在不同动物细胞传代获得的 Vnukovo‐32 毒株适应到原代地鼠肾细胞上，并用于生产由地鼠肾细胞制备的紫外线灭活疫苗。后采用离心纯化对这种疫苗进行了改进。

我国原代地鼠肾细胞狂犬病疫苗的研制，开始实验所用毒种为北京株兔脑固定毒，经混合细胞培养法在原代地鼠肾细胞上适应，连续传 50～60 代适应成功；经豚鼠脑和原代地鼠肾细胞交替 3 次传代的毒株被称为 aG 株。aG 株病毒是在原代地鼠肾细胞上培养收获的，用福尔马林灭活，加 $Al(OH)_3$ 佐剂。疫苗规定效价为 1.3～2.5 IU，经超滤浓缩后，浓缩疫苗效价须≥2.5 IU。经临床试验证明，各种剂型的原代地鼠肾细胞狂犬病疫苗在人体中的抗体反应均优于羊脑 Semple 疫苗。

该疫苗于 1980 年在我国获得国家卫生部批准的生产文号，取代 Semple 疫苗。在过去的十多年里，我国生产的原代地鼠肾细胞狂犬病疫苗是世界上累计生产量最大的狂犬病疫苗，高峰年份每年此类疫苗的产销量超过 500 万人份。目前，我国各生产单位正逐步采用改进的浓缩-精制原代地鼠肾细胞狂犬病疫苗。

（2）狗肾细胞疫苗：Van Wezal 等于 1978 年使用狂犬病毒 PM 株适应到狗肾细胞，并使用微载体以使疫苗大规模生产。疫苗对暴露前后人体的接种试验在荷兰进行，获得的免疫反应和原代地鼠肾细胞狂犬病疫苗具有可比性，并于 1980 年获准在荷兰生产。

（3）鸡胚细胞疫苗：日本学者 Kondo 使用 HEP-Flury 株病毒适应在鸡胚细胞培养，培养病毒经 β-丙内酯灭活、浓缩、冻干（后采用区带离心纯化加以改进）制备成疫苗并在日本商品化生产。1983 年 Barth 等从上述日本疫苗中分化出一种用 LEP-Flury 株适应到鸡胚细胞上的纯化鸡胚细胞疫苗。培养的病毒采用 β-丙内酯灭活，并经蔗糖密度梯度离心纯化和浓缩。该疫苗目前由德国 Chiro Behring GmbH 公司生产。人体暴露前后的临床试验结果表明，该疫苗的免疫效果和人二倍体细胞狂犬病疫苗相当，并且不会诱生针对鸡细胞蛋白的抗体，使用该疫苗仅产生轻微的局部反应。纯化鸡胚细胞疫苗现已在欧洲、亚洲、非洲、南美洲多个国家获准使用。1997 年 10 月该疫苗被批准进入美国市场。

上述原代细胞培养疫苗具有的一个优点是不必冷冻保存细胞种源。由于在发展中国家常常发生停电或难以保证液氮供应，保存细胞种源比较困难。但每批疫苗须检查培养器官源的杂质（细菌、支原体、病毒），且动物器官的可用量是限制工业化生产的因素。

3. 传代细胞系疫苗

(1) Vero 细胞疫苗:该疫苗于 1984 年由法国 Merieun 研究所研制成功。在制备过程中采用了使细胞贴附在微载体上悬浮培养的微载体技术以便进行工业化大罐培养。该疫苗使用的病毒株与人二倍体细胞狂犬病疫苗相同,为 PM1503 - 3M。收获的病毒经超滤浓缩、密度梯度离心,β-丙内酯灭活制成冻干疫苗。早期研究证实,在 100 个接种的实验动物体内没有肿瘤和转移,每剂疫苗的残余细胞 DNA 量小于 50 pg,疫苗的稳定性极好,与人二倍体细胞狂犬病疫苗相似。最近的大量实验证实,无论用作暴露前人体免疫或暴露后处理,Vero 疫苗均获得了很好的免疫效果。

由于 Vero 细胞较人二倍体细胞能生产较高的狂犬病毒滴度,并可利用微载体技术进行工业化大罐培养,因而其价格较人二倍体细胞狂犬病疫苗便宜。目前使用 Vero 细胞已累积生产 1 亿剂脊髓灰质炎疫苗、2 000 万剂狂犬病疫苗,证实该细胞疫苗的安全性。但是用 Vero 细胞制备疫苗须在低细胞代数使用以确保无致瘤性,且残余细胞 DNA 量须小于 100 pg/剂。

由于该疫苗进口价相对较高,因此,我国从 1995 年开始进行色谱纯化的人用 Vero 细胞疫苗研制。目前已有多家生物制品研究所研制成功,并获得生产文号,以逐步取代我国现行的原代地鼠肾细胞狂犬病疫苗。

(2) BHK 细胞(baby hamster kidney cell,幼仓鼠肾细胞)

疫苗:法国巴斯德研究所将生物反应器应用到 BHK 细胞悬浮培养,制备一种实验狂犬病疫苗。制备时采用了一种新的无血清培养基,这种实验疫苗在小鼠体内获得了满意的保护活力。他们进一步使用这种简单的 BHK 狂犬病疫苗在人类志愿者中进行初步试验,试验证实该疫苗有好的免疫原性和耐受性。注射给地鼠后完整的 BHK 细胞是致瘤的,但当以病毒灭活的浓度用 β-丙内酯处理细胞后,这种肿瘤原性便被除掉了。另外,通过现有的纯化技术,残余的细胞 DNA 可降到最低量。BHK 细胞是狂犬病毒的高产细胞,可在生物反应器中大规模培养,这一途径有助那些希望开始制备细胞疫苗的发展中国家生产兽用和人用狂犬病疫苗。

免疫程序:对暴露前疫苗接种,世界卫生组织建议分别在 0、7 和 28 天于三角肌注射三剂疫苗,并每两年加强一剂。对于暴露后患者,世界卫生组织接种方案为分别在 0、3、7、14、30 和 90 天(最后一剂非强制)于三角肌注射 5～6 剂 1.0 ml/剂的疫苗,咬伤严重的患者在 0 天注射人或马的狂犬病免疫球蛋白。一项简化的接种计划即"2-1-1"程序为:0 天(当天)于两臂的三角肌各注射一剂 1.0 ml 疫苗,7 天和 21 天各注射 1 剂。皮内接种免疫程序主要在泰国等发展中国家使用,于 0、3、7 天分别在两个部位皮内各注射一剂 0.1 ml 疫苗,30 和 90 天再分别注射一剂。该程序只适用于大的中心或发生群体暴露时,多个个体同时免疫合用一支疫苗以降低治疗费用。

二、狂犬病疫苗的发展趋势

1. 重组疫苗

随着生物技术的不断进步，人类对基因工程的认识不断提高，出现了以活病毒为载体的疫苗和以非复制病毒为载体的疫苗。

以活病毒为载体的疫苗是将狂犬病毒的 G 蛋白基因转入病毒内而生产新型疫苗的方法。据报道，目前正在研究使用的活病毒有痘病毒、腺病毒等。由于该方法生产的疫苗对临床安全性的影响，目前该类疫苗用于动物免疫。该类疫苗因含有狂犬病毒的 G 蛋白，不具有狂犬病毒的感染能力，免疫原性好，在动物中免疫效果较好，不良反应也少。1995 年梅里埃公司利用狂犬病毒糖蛋白重组痘病毒 V－RG，生产疫苗 Raboral，于1995 年获得了美国农业部颁发的许可证。由于该疫苗同时含有其他病毒毒性，且属于基因工程病毒，不能用于人类。

以非复制病毒为载体的疫苗采用的病毒载体不能在宿主中进行复制传代，能够表达狂犬病毒的 G 蛋白，从而发生免疫应答。由于该技术生产的疫苗对于宿主机体具有高度的安全性，可以进行人用疫苗领域研究。目前主要的病毒载体为复制缺陷型痘病毒和复制缺陷型腺病毒。Cadoz 等采用金丝雀痘病毒为载体，将狂犬病毒株 ERA 的 G 基因插入其中，该重组病毒在哺乳动物细胞中是流产性复制，利用该研究成果生产的疫苗进行了一期临床试验，结果表明，志愿者都能很好地耐受该疫苗,接种后只是注射部位出现轻微不适,接种后均可诱导志愿者产生抗体。

2. 植物来源疫苗

植物在进行蛋白表达时,能够进行蛋白合成后的折叠、糖基化等后期修饰,同时植物的病原体对人类和动物不致病。因此,近些年来研究人员开始将狂犬病毒的 G 蛋白作为目的基因,重新插入重组植物病毒载体中感染植物,从而获得狂犬病疫苗。正在研究的植物来源狂犬病疫苗所采用的植物有马铃薯、苜蓿花、烟草等。该技术是用植物生产抗原,这为疫苗的研究和发展提供了一个新的策略。该技术离实际应用还有一定距离,但从现有的结果表明,这类疫苗的前景还是可观的。

3. DNA 疫苗

DNA 疫苗是将狂犬病毒的 G 蛋白的 cDNA 插入质粒DNA 中,从而制得疫苗。1995 年科学家开始尝试应用该技术生产疫苗,通过对小鼠的免疫实验发现,免疫后小鼠的抗体增加,未发现明显的不良反应,用狂犬病毒攻击免疫后的小鼠,该疫苗表现出良好的保护作用。DNA 疫苗在接种者体内能够持续产生抗体,且 DNA 疫苗的生产周期短,对温度稳定性强,便于储运和大量制备,但诱导抗体产生时间长,所以 DNA 疫苗适用于动物和高危易感人群的预防。DNA 疫苗面临的一个重要问题就是安全性。DNA 疫苗一旦接种后,就会长期存在于接种者体内,虽然能长期使机体获得免疫效果,但有可能会造成

第三章 狂犬病疫苗与被动免疫制剂

基因突变,引发机体癌变。因此,DNA 疫苗未来在宠物中的应用相对较好,在人类身上应用的机会比较渺茫。

4. 亚单位疫苗

狂犬病毒中的 G 蛋白在免疫应答中起着重要免疫作用。目前亚单位疫苗分为三类:糖蛋白亚单位疫苗、核糖核酸蛋白亚单位疫苗、重组核酸蛋白亚单位疫苗。

糖蛋白亚单位疫苗分为天然糖蛋白疫苗与重组糖蛋白疫苗。天然糖蛋白疫苗源于自然状态下的狂犬病毒,通过采用 TritonX-100 处理,使糖蛋白从病毒膜表面分离,之后,糖蛋白直接免疫小鼠,小鼠的抗体表达量非常少;在配合佐剂制成疫苗后,接种者抗体表达会显著提高。重组糖蛋白疫苗是采用病毒为载体表达狂犬病毒的糖蛋白,但该糖蛋白在后期提纯方面存在困难,该疫苗未取得发展。

病毒在复制时,核蛋白和狂犬病毒 RNA 紧密结合,并将核糖核蛋白包裹。核糖核蛋白具有抗原性,但是无免疫反应性,不能诱发机体产生中和抗体,但其可以长期产生免疫保护反应。核糖核蛋白还可以协同免疫反应,用核糖核蛋白初次免疫小鼠后,再使用狂犬病疫苗进行免疫,诱生表达的中和抗体水平比未进行核糖核蛋白初次免疫的要高。

重组核酸蛋白亚单位疫苗也具有与核糖核蛋白相同的免疫效果,苏焱等研究表明,核糖核蛋白与重组核酸蛋白的抗原性无差异。与未用重组核酸蛋白进行初次免疫的小鼠相比,接受过重组核酸蛋白初次免疫的小鼠能够诱生更高水平的中和抗体。

5. 多肽疫苗

狂犬病毒多肽类疫苗分为化学裂解多肽、合成肽、基因工程肽。化学裂解后,狂犬病毒糖蛋白的抗原表面还能诱导机体产生中和抗体,但由于片段发生断裂,所出现的免疫效果低于自然状态下完整的糖蛋白。

根据狂犬病毒的核蛋白序列,Ertl 化学合成了 T 细胞表位和 B 细胞表位结合位点的 2 条多肽,免疫小鼠后,能发挥与核糖核蛋白相同的免疫效果,同样不能诱导中和抗体的产生。但根据狂犬病毒的糖蛋白序列合成的多肽,免疫小鼠后,能检测到中和抗体,但其滴度明显低于狂犬病毒诱导水平。

与化学合成多肽相比,以植物载体表达狂犬病毒多肽,不仅抗原性更好,还制备方便、价格低廉,是制备狂犬病毒多肽更好的方式。

6. 免疫复合物

亚单位疫苗、多肽疫苗毒性低,但其免疫原性差,而免疫复合物能克服这个缺点。狂犬病毒的免疫复合物是将高度纯化的狂犬病毒糖蛋白分子嵌到脂质体的双层膜表面,模拟天然病毒的结构,免疫小鼠后,可以诱导中和抗体的产生。Morein 等用研制的狂犬病毒糖蛋白免疫复合物免疫小鼠和狗后,诱导表达的中和抗体水平较高,免疫效果与商品化的人二倍体细胞狂犬病疫苗相近。

三、狂犬病疫苗替代品的发展

1. 狂犬病毒抗体

尽管当前的商品疫苗在抵抗狂犬病方面的成功是不容怀疑的,但同样需要尝试开发新的替代品。抗体在抵御狂犬病毒的传播方面已被证实起到关键作用。抗体的重要目标是病毒的糖蛋白,而糖蛋白是病毒颗粒唯一暴露于表面的蛋白,很多与单克隆抗体结合的抗原表位能够被其识别。将狂犬病毒糖蛋白克隆至细菌质粒中,然后在不同系统中表达该蛋白,显示能够有效保护疫苗模式老鼠抵御病毒的感染。目前,华北制药开发研制的国家一类新药重组人源抗狂犬病毒单克隆抗体,是我国第一个拥有自主知识产权的重组人源抗狂犬病毒抗体,正在进行二期人体临床试验,结果良好。

2. 反向遗传学

在狂犬病毒治疗领域中一直存在的挑战是如何为患者提供超越姑息治疗层面的有效治疗方案。实验模型显示哺乳动物宿主脑部能够产生对狂犬病毒固有的免疫反应,但是有证据显示,这种免疫反应受到病毒磷蛋白的拮抗与抑制。这种拮抗作用或许会致使狂犬病毒一旦在中枢神经系统内增殖,固有免疫与适应性免疫便会失效,最终使宿主死亡。基于此,当前倡导采用治疗性狂犬病毒疗法,即通过对狂犬病毒基因组进行修饰,以缓解狂犬病毒感染症状。

四、狂犬病疫苗未来展望

近几年,有关新型狂犬病疫苗的研究取得了可喜的成果,现有的研究进展表明,这些疫苗都有望成为动物疫苗有效的替代品。但要用于预防人狂犬病,这些新型疫苗与传统的细胞培养疫苗相比,还缺乏安全性和有效性方面的证据。狂犬病治疗性单克隆抗体目前已取得了显著成果,有望早日上市,为狂犬病毒暴露后的治疗提供重要的保护。目前,针对狂犬病毒感染的治疗药物与疫苗研发成果丰硕,临床应用效果显著。然而,想要切实控制人狂犬病的发病情况,必须从根源上采取措施进行防控。

参考文献

［1］中国医师协会急诊医师分会，中国人民解放军急救医学专业委员会，北京急诊医学学会，等. 中国犬咬伤治疗急诊专家共识(2019)［J］. 临床急诊杂志，2019，20(9)：665 - 671.

［2］周航，李昱，陈瑞丰，等. 狂犬病预防控制技术指南(2016 版)［J］. 中华流行病学杂志，2016，37(2)：139 - 163.

［3］SÜSS J, SINNECKER H. Immune reactions against rabies viruses — infection and vaccination ［J］. Exp Pathol, 1991,42(1):1 - 9.

［4］赵德峰，徐葛林，郑新雄，等. 两种无佐剂国产狂犬病疫苗的免疫效果观察［J］. 公共卫生与预防医学，2007，18(3)：36 - 38.

［5］MORRIS J, CROWCROFT NS, FOOKS AR, et al. Rabies antibody levels in bat handlers in the United Kingdom: immune response before and after purified chick embryo cell rabies booster vaccination ［J］. Hum Vaccin, 2007,3(5):165 - 170.

［6］SEHGAL S, BHATTACHARYA D, BHARDWAJ M. Ten year longitudinal study of efficacy and safety of purified chick embryo cell vaccine for pre- and post-exposure prophylaxis of rabies in Indian population ［J］. J Commun Dis, 1995,27(1):36 - 43.

［7］RUPPRECHT CE, BRIGGS D, BROWN CM, et al. Evidence for a 4-dose vaccine schedule for human rabies post-exposure prophylaxis in previously non-vaccinated individuals ［J］. Vaccine, 2009, 27 (51): 7141 - 7148.

［8］ 王凌云,孙美平,张雪春,等.国产冻干人用狂犬病疫苗(Vero 细胞)的接种反应及其免疫原性[J].中国生物制品学杂志,2008,21(12):1115－1117.

［9］ 叶茂华,雷永良,王晓光.7 例被狂犬咬伤者接种狂犬病疫苗的效果观察[J].中国生物制品学杂志,2008,21(12):1046.

［10］ XIAOWEI Z, WEI L, XIAOWEI H, et al. Comparison of primary and delayed wound closure of dog-bite wounds [J]. Vet Comp Orthop Traumatol, 2013,26(3):204－207.

［11］ WASI C, CHAIPRASITHIKUL P, AUEWARAKUL P, et al. The abbreviated 2－1－1 schedule of purified chick embryo cell rabies vaccination for rabies postexposure treatment [J]. Southeast Asian J Trop Med Public Health, 1993,24(3):461－466.

［12］ 中华人民共和国国家卫生健康委员会.狂犬病诊疗规范(2021 年版)[J].中国实用乡村医生杂志,2022,29(1):1－4.

［13］ VODOPIJA R, LAFONT M, BAKLAIĆ Z, et al. Persistence of humoral immunity to rabies 1100 days after immunization and effect of a single booster dose of rabies vaccine [J]. Vaccine, 1997,15(5):571－574.

［14］ WILDE H. Failures of post-exposure rabies prophylaxis [J]. Vaccine, 2007,25(44):7605－7609.

［15］ 王世清,高立冬,胡世雄,等.狂犬病暴露后预防处置失败病例流行病学分析[J].当代医学,2010,16(28):154－156.

［16］ 秦瑶,张倩,赖圣杰,等.2007—2023 年中国狂犬病流行病学特征分析[J].中华实验和临床病毒学杂志,2024,38(4):373－377.

［17］ SHIM E, HAMPSON K, CLEAVELAND S, et al. Evaluating the cost-effectiveness of rabies post-exposure prophylaxis: a case study in Tanzania [J]. Vaccine, 2009,27(51):7167－7172.

［18］ 周世红,李晓松.狂犬病暴露前预防与暴露后预防的成本效果比较[J].现代预防医学,2010,37(19):3663－3666.

［19］ 王传林,张晓威,俞永新.狂犬病疫苗接种程序的依从性调查及经济成本分析[J].中国疫苗和免疫,2010,16(3):254－257.

［20］ 北京市疾病预防控制中心.北京市狂犬病暴露预防处置技术指南(2024 年版)[J].首都公共卫生,2024,18(3):129－136.

参考文献

附件1
狂犬病暴露预防处置工作规范
（2023 年版）

　　为加强和规范狂犬病暴露预防处置工作，降低狂犬病发病率，保护人民群众身体健康，根据《中华人民共和国传染病防治法》《中华人民共和国疫苗管理法》等有关规定，结合我国狂犬病疫苗和被动免疫制剂研制进展，制定本规范。

第一章　暴露等级判定和处置原则

　　第一条　狂犬病暴露是指被狂犬、疑似狂犬或者不能确定是否患有狂犬病的宿主动物咬伤、抓伤、舔舐黏膜或者破损皮肤处，或者开放性伤口、黏膜直接接触可能含有狂犬病病毒的唾液或者组织。

　　第二条　根据接触方式和暴露程度将狂犬病暴露分为三级。

　　接触或者喂饲动物，或者完好的皮肤被舔舐为Ⅰ级暴露。

　　裸露的皮肤被轻咬，或者无明显出血的轻微抓伤、擦伤为

Ⅱ级暴露。

单处或者多处贯穿性皮肤咬伤或者抓伤,或者破损皮肤被舔舐,或者开放性伤口、黏膜被唾液或者组织污染,或者直接接触蝙蝠为Ⅲ级暴露。

第三条　狂犬病预防处置门诊的医务人员在判定暴露等级后,及时告知暴露者狂犬病危害及应采取的处置措施。在获得知情同意后(知情同意书模板见附件,各省份也可根据本地实际自行制定),医务人员对伤口采取相应处置措施。

第四条　判定为Ⅰ级暴露者,清洗暴露部位,无需进行医学处置。

第五条　判定为Ⅱ级暴露者,应处置伤口并接种狂犬病疫苗。确认为Ⅱ级暴露且严重免疫功能低下者,或者Ⅱ级暴露者其伤口位于头面部且不能确定致伤动物健康状况时,按照Ⅲ级暴露者处置。

第六条　判定为Ⅲ级暴露者,应处置伤口并注射狂犬病被动免疫制剂和接种狂犬病疫苗。

第二章　伤口处置

第七条　伤口处置包括彻底冲洗和规范清创处置。伤口处置越早越好,就诊时如伤口已结痂或者愈合则不主张进行伤口处置。冲洗或者清创时如疼痛剧烈,可给予局部麻醉。

伤口冲洗:用肥皂水(或者其他弱碱性清洁剂、专业冲洗液)和一定压力的流动清水交替彻底冲洗所有咬伤和抓伤处约15分钟,然后用生理盐水将伤口洗净,最后用无菌脱脂棉将伤口处残留液吸尽,避免在伤口处残留肥皂水或者清洁剂。较深伤口冲洗时,可用注射器或者专用冲洗设备对伤口内部进行灌注冲洗,做到全面彻底。

消毒处理:伤口冲洗后用稀释碘伏或其他具有病毒灭活效果的皮肤黏膜消毒剂(如季铵盐类消毒剂等)涂擦伤口。如伤口碎烂组织较多,应首予以清创。

第八条 综合暴露动物类型、伤口大小和位置以及暴露后时间间隔等因素对伤口进行区别处理。

伤口轻微时,用透气性敷料覆盖创面。

伤口较大或者面部重伤影响面容或者功能时,应尽量一期闭合伤口。闭合伤口前应完成清创及被动免疫制剂浸润注射。根据需要进行伤口引流。

第九条 根据伤口污染或感染情况,合理使用抗生素,减少狂犬病病毒以外的其他感染。

破伤风的预防处置应遵照非新生儿破伤风诊疗规范有关规定。如需同时注射狂犬病疫苗和破伤风疫苗,应分别注射在左、右上臂三角肌;如在同侧三角肌注射,需间隔至少 2.5 厘米。

第十条 对特殊部位的伤口进行处置时,建议有条件的狂犬病预防处置门诊在相关专业医师协助下完成。

眼部:处置眼内伤口时,要用无菌生理盐水冲洗,一般不用任何消毒剂。

口腔：冲洗口腔伤口时，要注意保持患者头低位，以免冲洗液流入咽喉部造成窒息。

外生殖器或肛门部黏膜：伤口处置、冲洗方法同普通伤口，注意冲洗方向应向外，避免污染深部黏膜。

第三章　疫苗接种和被动免疫制剂的使用

第十一条　首次暴露后的狂犬病疫苗接种越早越好。推荐的免疫程序仅限于已批准使用相应程序的狂犬病疫苗产品。如国家批准新的狂犬病疫苗产品免疫程序，按最新要求执行。

5针免疫程序：于0（注射当天，下同）、3、7、14和28天各注射狂犬病疫苗1剂次，共注射5剂次。

"2-1-1"免疫程序：于0天注射狂犬病疫苗2剂次（左、右上臂三角肌各注射1剂次），第7、21天各注射1剂次，共注射4剂次。

第十二条　冻干狂犬病疫苗稀释液应严格按照说明书要求使用。

第十三条　狂犬病疫苗接种不分体重和年龄，每剂次均接种1个剂量。

第十四条　对于狂犬病疫苗注射部位，2岁及以上受种者在上臂三角肌肌内注射，2岁以下婴幼儿在大腿前外侧肌内注射，避免臀部注射。

第十五条 不能确定致伤动物健康状况时，已暴露数月未接种狂犬病疫苗者可按照免疫程序接种狂犬病疫苗。

第十六条 正在进行国家免疫规划疫苗接种的儿童可按照正常免疫程序接种狂犬病疫苗。接种狂犬病疫苗期间也可按照正常免疫程序接种其他疫苗，但优先接种狂犬病疫苗。注射了狂犬病人免疫球蛋白者，应按要求推迟接种其他减毒活疫苗。

第十七条 应按时完成狂犬病疫苗全程接种，全程、规范接种狂犬病疫苗可刺激机体产生抗狂犬病病毒的免疫力。当某一剂次出现延迟，其后续剂次接种时间按原免疫程序作相应顺延，无需重启疫苗免疫程序。

第十八条 应尽量使用同一品牌狂犬病疫苗完成全程接种。若无法实现，可用不同品牌的狂犬病疫苗替换，并按替换疫苗的免疫程序继续完成剩余剂次。狂犬病疫苗不得交由受种者保存或携带至其他门诊接种。

第十九条 狂犬病病死率几乎达 100%，暴露后狂犬病疫苗接种无禁忌证。接种后少数人可能出现轻微不良反应，一般无需特殊处理。极个别人员不良反应可能较重，应及时就诊。发现受种者对狂犬病疫苗有严重不良反应时，重新评估暴露风险并签署知情同意书后，可更换不同种类的狂犬病疫苗，按替换疫苗的免疫程序继续完成剩余剂次。

第二十条 按照受种者体重计算被动免疫制剂使用剂量，一次性全部使用。狂犬病人免疫球蛋白按照每千克体重 20 个国际单位(20 IU/kg)计算；抗狂犬病血清按照每千克体重 40 个国际单位(40 IU/kg)计算；单克隆抗体按照批准的剂量使用。如计算剂量不足以浸润注射全部伤口，可用生理盐水将被动免疫制剂适当稀释到足够体积再进行注射。

第二十一条 注射抗狂犬病血清前必须严格按照产品说明书进行过敏试验。

第二十二条 被动免疫制剂的使用。

暴露部位如解剖学结构允许，应按照计算剂量将被动免疫制剂尽量全部浸润注射到伤口周围，所有伤口无论大小均应进行浸润注射。

手指、脚趾、鼻尖、耳廓及男性外生殖器等特殊暴露部位，则按照局部可接受的最大剂量进行浸润注射，以避免出现骨筋膜室综合征。

对于黏膜暴露者，如解剖学结构允许，应尽可能将被动免疫制剂进行局部浸润注射，将少量被动免疫制剂滴注或涂抹在黏膜表面。

如全部伤口进行浸润注射后尚有剩余被动免疫制剂，将剩余被动免疫制剂注射到远离疫苗注射部位的肌肉内。

第二十三条 如未能在接种狂犬病疫苗的当天使用被动免疫制剂，接种首针狂犬病疫苗 7 天内(含 7 天)仍可注射被动免疫制剂。不得将被动免疫制剂和狂犬病疫苗注射在同一部位；禁止用同一注射器注射狂犬病疫苗和被动免疫制剂。

第二十四条 全程、规范接种狂犬病疫苗后，一般无需进行抗体检测。如需检测抗体水平，应采取快速荧光灶抑制试验（RFFIT）、小鼠脑内中和试验等国家认证认可的检测方法。

第二十五条　按照预防接种工作规范和全国疑似预防接种异常反应监测方案有关要求处理疑似预防接种异常反应。

第四章　暴露前预防和再次暴露后处置

第二十六条　暴露前预防。

人员范围：狂犬病高暴露风险者应进行暴露前免疫，包括从事狂犬病研究的实验室工作人员、接触狂犬病病人的工作人员、兽医、动物收容机构工作人员、接触野生动物的研究人员、猎人等。计划前往狂犬病流行高风险国家和地区的人员也可进行暴露前免疫。

疫苗接种：暴露前基础免疫程序为第 0、7、21（或 28）天各接种 1 剂次狂犬病疫苗。持续暴露于狂犬病风险者，全程完成暴露前基础免疫后，在没有动物致伤的情况下，1 年后加强 1 剂次，以后每隔 3—5 年加强 1 剂次。

推迟免疫：对妊娠妇女及患急性发热性疾病、处于急性过敏期、使用类固醇和免疫抑制剂者可酌情推迟暴露前免疫。

第二十七条　再次暴露后处置。

伤口处置：任何一次暴露后均应首先、及时、彻底地进行伤口处置。

疫苗接种：再次暴露发生在免疫接种过程中，应继续按照原有免疫程序完成剩余剂次的接种；全程接种后 3 个月内再次暴露者一般不需要加强接种；全程接种后 3 个月及以上再次暴露者，应于 0、3 天各加强接种 1 剂次狂犬病疫苗。

被动免疫制剂注射：按暴露前或者暴露后程序全程接种狂犬病疫苗者，除严重免疫功能低下者外，暴露或者再次暴露后无需使用被动免疫制剂。

第五章　门诊管理

第二十八条　县级及以上地方卫生健康部门、疾控部门应对辖区内狂犬病预防处置门诊进行合理布局。从事狂犬病暴露预防处置的医务人员须经县级及以上地方卫生健康部门、疾控部门组织的专业培训，考核合格后方可上岗。

第二十九条　狂犬病预防处置门诊应合理设置外伤处置和疫苗接种等功能分区，具备必要的伤口冲洗、冷链等设备以及狂犬病疫苗及其被动免疫制剂、应急抢救药品等，原则上应配备至少两种不同种类的狂犬病疫苗。需开展破伤风预防处置的狂犬病预防处置门诊应配备破伤风疫苗及其被动免疫制剂。

第三十条　狂犬病预防处置门诊应建立健全相应的管理制度，主要包括人员管理、疫苗和冷链管理、知情告知、接种信息采集报告、疑似预防接种异常反应监测报告等制度。接种完成后及时在免疫规划信息系统填报疫苗接种信息。

附件 2
狂犬病疫苗和被动免疫制剂
使用知情同意书

【疾病简介】

狂犬病是由犯犬病病毒引起的急性传染病,主要由携带狂犬病病毒的犬、猫等动物咬伤和抓伤所致。当人被感染狂犬病病毒的动物咬伤、抓伤及舔舐伤口或黏膜后,其唾液所含病毒经伤口或黏膜进入人体,一旦引起发病,病死率几乎达 100%。

被可疑动物咬伤和抓伤后,需及时处置伤口,按要求全程接种狂犬病疫苗,根据需要注射狂犬病被动免疫制剂(抗狂犬病血清/狂犬病人免疫球蛋白/单克隆抗体)能大大减少狂犬病发病风险。狂犬病疫苗接种后可刺激机体产生抗狂犬病病毒的保护性抗体。狂犬病被动免疫制剂能特异地中和狂犬病病毒,减少狂犬病发病的可能。

【处置原则】

暴露分级	接触方式	风险程度	医师建议(在相应栏目划勾)	受种者/监护人确认
Ⅰ级	符合以下情况之一者: 1. 接触或喂饲动物 2. 完好的皮肤被舔舐	无	确认接触方式可靠则不需医学处置	同意( ) 不同意( )
Ⅱ级	符合以下情况之一者: 1. 裸露的皮肤被轻咬 2. 无明显出血的轻微抓伤或擦伤	轻度	1. 处置伤口 2. 接种狂犬病疫苗	同意( ) 不同意( ) 同意( ) 不同意( )
Ⅲ级	符合以下情况之一者: 1. 单处或多处贯穿性皮肤咬伤或抓伤 2. 破损皮肤被舔舐 3. 开放性伤口、黏膜被唾液或者组织污染 4. 直接接触蝙蝠	重度	1. 处置伤口 2. 注射狂犬病被动免疫制剂(抗狂犬病血清/狂犬病人免疫球蛋白/单克隆抗体) 3. 注射狂犬病疫苗	同意( ) 不同意( ) 同意( ) 不同意( ) 同意( ) 不同意( )

【不良反应】

狂犬病疫苗:一般无不良反应,个别接种者可能会产生不同程度的不良反应。局部反应有接种部位疼痛、红斑、水肿、瘙痒、硬结等。全身反应有轻微发热、寒战、晕厥、乏力、头痛、眩晕、关节痛、肌肉痛、胃肠道功能紊乱等。另外,极个别人可能出现皮疹、荨麻疹、神经性水肿、过敏性休克等过敏反应。

狂犬病人免疫球蛋白:一般无不良反应,少数人可能有注射局部红肿、疼痛感,无需特殊处理可自行恢复。

抗狂犬病血清：个别人注射后可能出现血清病、皮疹、荨麻疹，甚至过敏性休克等异常反应。

单克隆抗体：一般无不良反应，个别人可能出现注射部位肿胀、红斑、疼痛、荨麻疹等异常反应。

【注意事项】

狂犬病疫苗和被动免疫制剂接种后应留观 30 分钟，如出现轻微反应，一般不需特殊处理。如出现特殊情况可咨询接种单位，必要时赴医院就诊。

【免疫程序】

5 针免疫程序狂犬病疫苗接种卡 *

剂次	第1针(0天)	第2针(3天)	第3针(7天)	第4针(14天)	第5针(28天)	备注
程序接种日期						
实际接种日期						
备注						

"2-1-1"免疫程序狂犬病疫苗接种卡

剂次	第1和2针(0天)	第3针(7天)	第4针(21天)	备注
程序接种日期				
实际接种日期				
备注				

* 请您按照以上规定的时间按时接种疫苗。

以上告知内容本人已经详细阅读，同意医师建议。

受种者（或监护人）签字：＿＿＿＿＿　　联系电话：＿＿＿＿＿

医师签字：＿＿＿＿＿

接种单位（盖章）：

日期：＿＿年＿＿月＿＿日

知情同意书一式两份（受种者/监护人和接种单位各一份），请妥善保管两年。